Koos van Nugteren
Dos Winkel

Kunstgewrichten: de heup

Redactie:
Koos van Nugteren
Dos Winkel

Met medewerking van:
Cindy Walravens

Kunstgewrichten: de heup

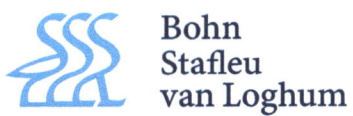

Houten 2015

ISBN 978-90-368-1050-0   ISBN 978-90-368-1051-7 (eBook)
DOI 10.1007/978-90-368-1051-7

© 2015 Bohn Stafleu van Loghum, onderdeel van Springer Media BV
Alle rechten voorbehouden. Niets uit deze uitgave mag worden verveelvoudigd, opgeslagen in een geautomatiseerd gegevensbestand, of openbaar gemaakt, in enige vorm of op enige wijze, hetzij elektronisch, mechanisch, door fotokopieën of opnamen, hetzij op enige andere manier, zonder voorafgaande schriftelijke toestemming van de uitgever.

Voor zover het maken van kopieën uit deze uitgave is toegestaan op grond van artikel 16b Auteurswet j° het Besluit van 20 juni 1974, Stb. 351, zoals gewijzigd bij het Besluit van 23 augustus 1985, Stb. 471 en artikel 17 Auteurswet, dient men de daarvoor wettelijk verschuldigde vergoedingen te voldoen aan de Stichting Reprorecht (Postbus 3060, 2130 KB Hoofddorp). Voor het overnemen van (een) gedeelte(n) uit deze uitgave in bloemlezingen, readers en andere compilatiewerken (artikel 16 Auteurswet) dient men zich tot de uitgever te wenden.

Samensteller(s) en uitgever zijn zich volledig bewust van hun taak een betrouwbare uitgave te verzorgen. Niettemin kunnen zij geen aansprakelijkheid aanvaarden voor drukfouten en andere onjuistheden die eventueel in deze uitgave voorkomen.

NUR 894
Basisontwerp omslag: Studio Bassa, Culemborg
Automatische opmaak: Crest Premedia Solutions (P) Ltd., Pune, India

Bohn Stafleu van Loghum
Het Spoor 2
Postbus 246
3990 GA Houten

www.bsl.nl

Lijst van auteurs

Koos van Nugteren, fysiotherapeut in een particuliere praktijk te Nijmegen. Specialisatie: orthopedische aandoeningen.

MSc. Cindy Walravens, bewegingswetenschapper en fysiotherapeut. Werkzaam in een particuliere praktijk te Nijmegen. Specialisaties: functionele looptraining en oedeemfysiotherapie.

Met speciale dank aan A. Bossers, orthopedisch chirurg in de St. Maartenskliniek te Boxmeer, voor het verstrekken van foto's van de heupprothesen.

Inhoud

1	**Inleiding**	1
	Koos van Nugteren	
1.1	**Inleiding**	2
1.2	**Geschiedenis van de totale heupprothese**	2
1.2.1	De uiteindelijke keuze	3
1.2.2	De resurfacing-methode	5
1.2.3	Birmingham hip resurfacing (McMinn-prothese)	5
1.2.4	Huidige situatie	7
1.2.5	Keramische prothesen	8
1.3	**Artrose**	8
1.3.1	Beloop	12
1.4	**Orthopedische casuïstiek**	12
	Literatuur	12
2	**Lagerugklachten met pijn in het linkerbeen en de linkervoet bij een 70-jarige man**	15
	Koos van Nugteren	
2.1	**Inspectie**	16
2.2	**Algemene palpatie**	16
2.3	**Functieonderzoek**	17
2.4	**Palpatie**	17
2.5	**Aanvullend onderzoek**	20
2.6	**Therapie**	20
2.7	**Follow-up**	20
2.8	**Bespreking**	20
	Literatuur	21
3	**Totale heupoperatie**	23
	Koos van Nugteren	
3.1	**Inleiding**	24
3.2	**Indicatiestelling**	24
3.3	**Type prothese**	24
3.4	**Gecementeerd of ongecementeerd?**	26
3.5	**Anesthesie**	28
3.6	**Benaderingen**	28
3.6.1	Posterolaterale benadering	28
3.6.2	Direct laterale benadering	30
3.6.3	Anterolaterale benadering	31
3.6.4	Anterieure benadering	32
3.6.5	Transtrochantaire benadering	32
3.7	**Minimaal invasieve chirurgie**	32
3.8	**Postoperatieve complicaties**	33
	Literatuur	35

4	**Geleidelijk ontstane liesklachten bij een 53-jarige, sportieve man**	37
	Koos van Nugteren	
4.1	**Inspectie**	38
4.2	**Algemene palpatie**	38
4.3	**Functieonderzoek**	38
4.4	**Interpretatie**	39
4.5	**Aanvullend onderzoek**	40
4.6	**Therapie**	40
4.7	**Follow-up**	42
4.8	**Revalidatie**	43
	Literatuur	44
5	**Sporten na een totale heupartroplastiek**	45
	Koos van Nugteren	
5.1	**Inleiding**	46
5.2	**Polyethyleenslijtage**	46
5.3	**Contactsport**	47
5.4	**Richtlijnen**	47
	Literatuur	48
6	**Jarenlange pijn in het bovenbeen bij een 76-jarige man met een endoprothese van de linkerheup**	49
	Koos van Nugteren	
6.1	**Algemene inspectie en palpatie**	50
6.2	**Functieonderzoek**	50
6.3	**Specifieke palpatie**	51
6.4	**Interpretatie**	51
6.5	**Aanvullend onderzoek**	51
6.6	**Therapie**	51
6.7	**Follow-up**	53
6.8	**Bespreking**	53
6.8.1	Wanneer is een revisieoperatie nodig?	54
7	**Een 60-jarige patiënt met pijn en doorzakgevoelens in de linkerheup nadat hij 10 jaar eerder was geopereerd voor een totale heupprothese**	55
	Koos van Nugteren en Cindy Walravens	
7.1	**Inspectie**	56
7.2	**Algemene palpatie**	56
7.3	**Functieonderzoek**	56
7.4	**Interpretatie**	58
7.5	**Therapie**	59
7.6	**Follow-up**	60
7.7	**Aanvullend onderzoek**	60
7.8	**Therapie**	62

7.9	Follow-up	62
	Literatuur	63

8	**Wear disease**	65
	Koos van Nugteren	
8.1	Inleiding	66
8.2	Aseptische loslating: het mechanisme	66
8.3	Factoren	66
8.4	Betere materialen	68
	Literatuur	68

9	**Een 41-jarige vrouw met een rechtszijdige totale heupprothese krijgt talloze complicaties in de daaropvolgende 20 jaar**	69
	Koos van Nugteren	
9.1	Therapie	72
9.2	Follow-up	73
9.3	Bespreking	74

10	**Infectie**	75
	Koos van Nugteren	
10.1	Inleiding	76
10.2	Operaties van de geïnfecteerde heup	76
10.3	Preventieve maatregelen	77
	Literatuur	77

11	**Een 90-jarige, tengere vrouw met twee heupprothesen en een knieprothese valt en kan niet meer opstaan**	79
	Koos van Nugteren	
11.1	Inspectie	80
11.2	Algemene palpatie	80
11.3	Functieonderzoek	81
11.4	Interpretatie	81
11.5	Beeldvormend onderzoek	81
11.6	Therapie	82
11.7	Follow-up	83

12	**Luxatie van de heupprothese**	85
	Koos van Nugteren	
12.1	Inleiding	86
12.2	Kopdiameter	86
12.3	Preventie	86
12.4	Therapie	87
	Literatuur	87

Bijlagen

Bijlage I Totale heupprothese: postoperatieve revalidatie 91
Cindy Walravens en Koos van Nugteren

Bijlage II Oefeningen in de postoperatieve revalidatie 107
Koos van Nugteren

Bijlage III Coxartrose: diagnostiek 117
Koos van Nugteren

Register 123

Inleiding

Koos van Nugteren

Introductie
Hoofdstuk 1 beschrijft de geschiedenis van de totale heupprothese en de talrijke problemen waarmee men te maken kreeg bij het ontwerpen van een prothese met een acceptabele levensduur. Voor- en nadelen van metaal-op-metaalarticulatie, polyethyleen, de resurfacing-methode en het gebruik van cement komen aan de orde.
 Ten slotte beschrijft dit hoofdstuk de meest voorkomende oorzaken van artrose, een aandoening van het gewricht die zo ernstig kan zijn, dat het gehele gewricht chirurgisch moet worden vervangen door een kunstgewricht.

1.1 Inleiding – 2

1.2 Geschiedenis van de totale heupprothese – 2
1.2.1 De uiteindelijke keuze – 3
1.2.2 De resurfacing-methode – 5
1.2.3 Birmingham hip resurfacing (McMinn-prothese) – 5
1.2.4 Huidige situatie – 7
1.2.5 Keramische prothesen – 8

1.3 Artrose – 8
1.3.1 Beloop – 12

1.4 Orthopedische casuïstiek – 12

 Literatuur – 12

K. van Nugteren, D. Winkel (Red.), *Kunstgewrichten: de heup*,
Orthopedische Casuïstiek, DOI 10.1007/978-90-368-1051-7_1,
© 2015 Bohn Stafleu van Loghum, onderdeel van Springer Media BV

1.1 Inleiding

Gewrichten die zo slecht functioneren dat de kwaliteit van leven er ernstig door wordt aangetast, worden soms vervangen door endoprothesen. Met name heupen, knieën en schouders komen hiervoor in aanmerking. In mindere mate geldt dit ook voor de elleboog, het polsgewricht, de enkel, de vingergewrichten en de discus intervertebralis.

Intervertebralis
Heupprothese

De totale heupprothese heeft van alle kunstgewrichten de langste geschiedenis achter de rug en er is de meeste praktijkervaring mee opgedaan. Diverse fixatietechnieken, verschillende materiaalsoorten en allerlei ontwerpen zijn gebruikt, soms met slecht resultaat en vaak met goed resultaat, waarbij de kwaliteit van de prothese steeds verder werd geperfectioneerd. Talloze onderzoeken zijn verricht naar de problemen die ontstonden tijdens de ontwikkeling van dit kunstgewricht. De kennis die ermee is opgedaan, werd later gebruikt bij de ontwikkeling van kunstgewrichten voor knie, enkel, schouder, elleboog, pols en vingers.

1.2 Geschiedenis van de totale heupprothese

P. Wiles

De eerste totale heup werd geplaatst door P. Wiles (werkzaam in Londen) in de dertiger jaren van de vorige eeuw. Het betrof een ongecementeerde metaal-op-metaalprothese. Helaas zijn veel gegevens over zijn werk verloren gegaan tijdens de Tweede Wereldoorlog. Van één van zijn patiënten is bekend dat de prothese na 35 jaar nog op zijn plaats zat.

G.K. McKee

Zijn leerling, G.K. McKee, ontwikkelde in de veertiger en vijftiger jaren verschillende typen ongecementeerde totale heupprothesen. De resultaten na implantatie waren gewoonlijk in eerste instantie goed. Kinderziektes van deze nieuwe implantatiemethode bleven echter niet uit: meestal volgde vrij snel een defect of loslating van de prothese. De toepassing van cement (vanaf 1960), waarmee de prothese beter werd gefixeerd in de femurschacht, verlengde de levensduur van de prothese aanmerkelijk. De door McKee ontwikkelde, gecementeerde prothese waarbij een metalen kop articuleerde in een metalen kom (fig. 1.1), is nog lange tijd met succes toegepast.

J. Charnley

J. Charnley had grote twijfels bij toepassing van een metalen kop in een metalen kom. Hij vermoedde dat synovia niet geschikt was om een metaal-op-metaalgewricht te smeren en veronderstelde dat grote wrijvingskrachten tijdens torsies zouden leiden tot vroege loslating van de prothese. Om dat te voorkomen maakte hij in de jaren vijftig van de twintigste eeuw gebruik van een teflon kop articulerend in een teflon kom. De resultaten vielen tegen: twee jaar na implantatie waren deze prothesen versleten.

Rond 1960 plaatste Charnley veel prothesen die bestonden uit een gesteelde metalen kop (volgens het idee van McKee) die articuleerden in een teflon kom. Ook nu sleet de teflon kom te snel uit zodat in korte tijd veel revisies nodig waren. Bij de revisies gebruikte hij high density polyethyleen omdat dit sterker was dan teflon, en hij verminderde de kopdiameter naar 22 mm.

Charnley's derde poging (in 1962) om een duurzame primaire heupprothese te implanteren betrof een gecementeerde gesteelde metalen kop articulerend in een kom van het sterkere polyethyleen. Deze prothese bleek zeer geschikt voor oudere

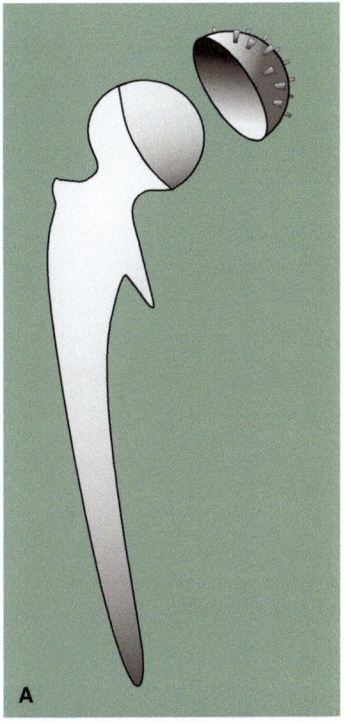 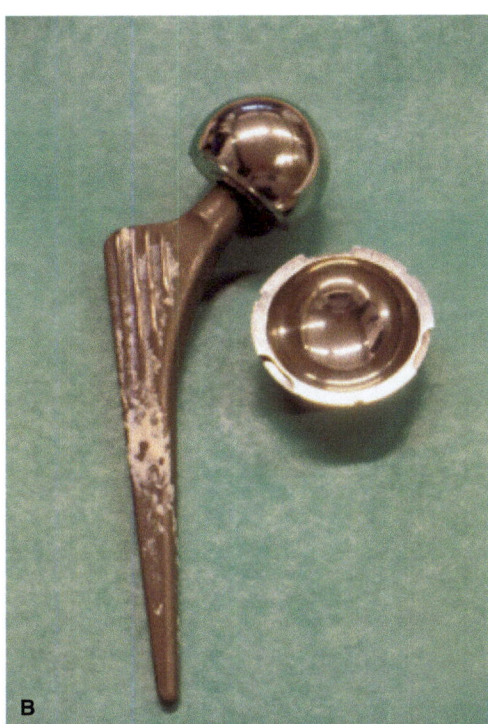

Figuur 1.1 a Tekening van de door McKee ontwikkelde prothese. b Foto van een prothese gebaseerd op het principe van McKee: metaal-op-metaalarticulatie.

(boven 65 jaar) en inactieve patiënten. Voor jonge, actieve patiënten bleef de prothese ongeschikt vanwege de toch nog te snelle slijtage en een te korte levensduur. Voor jongeren zouden verschillende revisieoperaties onvermijdelijk zijn. Een revisieoperatie was vooral ook riskant omdat dit type prothese met cement werd gefixeerd. Bij een revisie moest ook het cement worden verwijderd, wat gepaard gaat met botverlies.

Enkele tientallen jaren later zou blijken dat de snelheid van slijtage van het *polyethyleen* bepalend was voor de levensduur van de prothese.

P. Ring had grote vraagtekens bij het gebruik van cement om de prothesen vast te zetten. Hij ontwikkelde daarom (rond 1967) een prothese die zonder cement gefixeerd kon worden: de kom werd vastgeschroefd in het bekken en de steel van de kop werd vastgeklemd in de schacht van het femur. Dit waren metaal-op-metaal-prothesen (fig. 1.2). Goede en minder goede resultaten met dit type prothese zijn beschreven[1]. Problemen ontstonden aanvankelijk nogal eens door loslating van de acetabulaire component van de prothese, vermoedelijk door rotaties[2]. In de jaren die volgden, zijn nog diverse verbeteringen in het ontwerp aangebracht.

P. Ring

1.2.1 De uiteindelijke keuze

Rond 1970 werd binnen de orthopedie zowel de prothese van McKee als die van Charnley en Ring toegepast. Experimenten in vitro met een proefopstelling waarbij

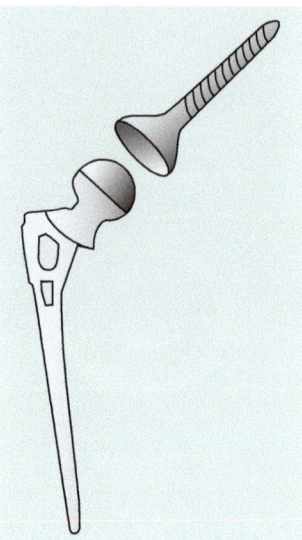

Figuur 1.2 Tekening van de door Peter Ring ontwikkelde metaal-op-metaalprothese. Hierbij werd geen cement gebruikt: de acetabulaire component werd vastgeschroefd.

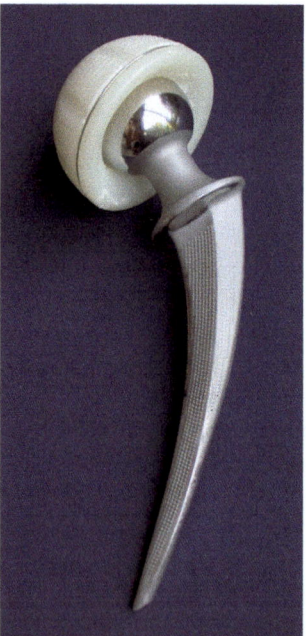

Figuur 1.3 Voorbeeld van een veelvuldig toegepast principe: een gesteelde metalen heupkop die articuleert in een polyethyleen kom.

de verschillende typen prothesen getest werden op hun wrijvingseigenschappen, deden de uiteindelijke keuze vallen op de combinatie van metaal en polyethyleen. Het principe van McKee en Ring (metaal-op-metaal) werd daarom eind jaren zeventig geleidelijk verlaten en de gecementeerde totale heupprothese waarbij een metalen kop articuleert met een polyethyleen kom werd de standaard (fig. 1.3). Wel werden er nog allerlei verbeteringen doorgevoerd, waarbij men moet denken aan sterker prothesemateriaal, betere cementeringstechniek, antibioticahoudend cement, operatietechnieken waarbij de weke delen minder schade oplopen, en tromboseprofylaxe.

Het principe van de metaal-op-polyethyleenprothese wordt tot op de dag van vandaag nog steeds met succes toegepast bij relatief oude patiënten. Deze prothese leidt tot een aanzienlijke verbetering van de kwaliteit van het leven door vermindering van pijn en verbetering van de loopfunctie. Ze mag beschouwd worden als een van de succesvolste ontwikkelingen binnen de orthopedie van de afgelopen eeuw.

Bij jonge patiënten bleef (en blijft) men echter nog steeds terughoudend met opereren wegens de voor hen relatief korte levensduur van deze prothese.[1] Als zij toch geopereerd werden, liet men meestal het cementeren achterwege, waardoor botverlies in de femurschacht zowel tijdens de eerste operatie als bij de (meestal) noodzakelijke hersteloperaties tot een minimum beperkt kon blijven.

1.2.2 De resurfacing-methode

Bij *hip resurfacing* wordt alleen het gewrichtsoppervlak van de femurkop en dat van de heupkom vervangen door artificieel materiaal. Het betreft dus een betrekkelijk kleine prothese, waarbij de schacht van het femur wordt gespaard en er alleen een kapje over de versleten femurkop wordt aangebracht. In de jaren vijftig had Charnley slechte ervaringen met de teflon-op-teflon resurfacing-prothese, die na twee jaar al versleten was. Einde jaren zeventig werd een nieuwe poging gedaan met diverse metaal-polyethyleencombinaties. Meer dan de helft liet al los binnen zeven jaar; daarom werd het idee van resurfacing als methode om het heupgewricht te vervangen weer snel verlaten. Men vermoedde dat het falen van deze endoprothese te wijten was aan het afsterven van bot vlak onder de prothesekop als gevolg van avasculaire necrose.

Onderzoek naar de oorzaak van deze loslatingen toonde aan dat na verloop van tijd uitgebreide osteolyse (botafbraak) optrad direct onder de prothese; deze plaatsen zaten vol met macrofagen en afgesleten polyethyleendeeltjes. Het betrof geen avasculaire necrose maar een ontstekingsreactie van het lichaam gericht tegen de polyethyleenpartikeltjes. Deze ontstekingsreactie leidde tot afbraak van het botweefsel (osteolyse) en de uiteindelijke loslating van het prothesemateriaal.

Opmerkelijk was dat hemi-resurfacing, waarbij alleen de femur*kop* en niet de *kom* bekleed werd met een metalen omhulsel, veel betere resultaten te zien gaf[3]. Deze operatie werd toegepast bij relatief jonge mensen met een avasculaire botnecrose van de femurkop graad 3 of 4; het acetabulum is bij hen gewoonlijk nog intact. De goede resultaten hadden alles te maken met de *afwezigheid* van polyethyleen in het prothesemateriaal. De kom bekleed met polyethyleen ontbrak immers bij deze hemiprothesen.

Hemi-resurfacing

1.2.3 Birmingham hip resurfacing (McMinn-prothese)

Dit inzicht leidde ertoe dat in de jaren negentig van de twintigste eeuw de *total hip resurfacing*methode (weer) een herkansing kreeg, maar nu *zonder* gebruik van

---

1   De levensduur ligt gemiddeld rond twintig jaar, maar is sterk afhankelijk van het activiteitenniveau van de patiënt, het type prothese en hoe recent de prothese geïmplanteerd is.

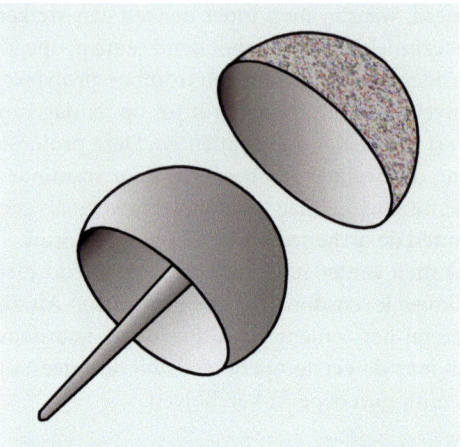

Figuur 1.4 Tekening van de door McMinn ontwikkelde resurfacing endoprothese: metaal-op-metaalarticulatie.

polyethyleen. Ook het gebruik van cement in de prothese werd beperkt aangezien cement, weliswaar in mindere mate, eveneens kan leiden tot slijtage, waarbij kleine cementdeeltjes vrijkomen. Een biologische reactie van het lichaam op dit *wear debris* leidt tot dezelfde osteolyse die we kennen na polyethyleenslijtage[4].

Men gebruikte nu een metaal-op-metaalgewricht' (fig. 1.4). Inmiddels werd duidelijk dat de slechte wrijvingseigenschappen van metaal op metaal in de praktijk wel meevielen. In gunstige omstandigheden is een dunne film van synovia zelfs in staat de articulerende oppervlakken van kop en kom volledig te scheiden, zodat wrijving nagenoeg uitblijft[5].

Men paste dit type (metaal-op-metaal)resurfacing toe op relatief jonge mensen aangezien de methode zeer botsparend werkt: de schacht van het femur blijft immers intact; implantatie van een traditionele totale heupprothese in een later stadium is altijd nog mogelijk.

De eerste resultaten van deze resurfacing leken in eerste instantie uitstekend, zo goed zelfs dat de prothese de naam *sportheup* kreeg. Het idee was dat door het behoud van de heuphals er een natuurlijker anatomie en gewrichtsgevoel overbleef, zodat sporten beter mogelijk was dan met een *gesteelde*-femurkopendoprothese. In recent gepubliceerd onderzoek wordt dit voordeel echter betwijfeld[6]. Het enthousiasme over deze heup werd verder getemperd toen bleek dat er toch in geringe mate metaalpartikels van de prothese afsleten en er verhoogde concentraties metaalionen (vooral kobalt en chroom) in het bloed gevonden werden[7]. Toen sommige patiënten zich meldden met hoofdpijn, vermoeidheid en spierpijn, ontstond veel negatieve publiciteit over deze prothese. De Nederlandse Orthopaedische Vereniging (NOV)[2] besloot vervolgens in 2012 haar leden te adviseren om alle metaal-op-metaalendoprothesen van de heup met een grote kop (> 36 mm) niet meer toe te passen totdat de veiligheid en langetermijnwerkzaamheid ervan onomstotelijk waren aangetoond. In onderzoeksverband mocht de prothese nog wel worden toegepast. En zo lijkt

---

2 De NOV is de wetenschappelijke vereniging van orthopedisch chirurgen in Nederland. De NOV is opgericht in 1898.

deze veelbelovende ontwikkeling van de heupresurfacing-endoprothese te eindigen in een anticlimax. Overigens ziet het ernaar uit dat complicaties niet bij alle merken resurfacingprothesen voorkomen.

1.2.4 Huidige situatie

Bij ouderen volgen de meeste totale heupoperaties nog steeds de veelbeproefde principes van Charnley: een gesteelde gecementeerde metalen kop articulerend in een polyethyleen kom. Uiteraard zijn op diverse details verbeteringen aangebracht: Charnley gebruikte polyethyleen al in 1962: dit *high molecular weight polyethylene'* ofwel HMWPE wordt heden ten dage nog wel gebruikt, maar in een verbeterde vorm met de naam genaamd *ultra high molecular weight polyethylene* ofwel UHMWPE. Eind jaren negentig werd dit UHMWPE verder gemodificeerd tot het *highly crosslinked UHMWPE*, dat nog betere mechanische eigenschappen heeft.

Bovenstaande implantatiemethode is nog steeds de standaard en blijkt het meest geschikt voor relatief passieve personen die ouder zijn dan 65 jaar.

Bij implantatie op jongere leeftijd zijn de resultaten minder goed, onder meer door een actievere levensstijl. Vooral mannen die veel fysieke activiteiten ontplooien in hun vrije tijd, hebben een verhoogde kans op loslating van de acetabulumcomponent van de prothese[8].

Verder hebben jongeren langer te leven en dus zou een heupprothese bij hen juist langer mee moeten gaan. Om tijdens (revisie)operaties zoveel mogelijk bot te sparen wordt bij jongere patiënten vaak gekozen voor een *cementloze* metalen kop, articulerend in een polyethyleen kom. Hierbij wordt de mergholte van het femur passend gemaakt aan de relatief smalle prothesesteel zodat goede mechanische verklemming kan optreden. De prothesesteel is gemaakt van ruw materiaal, zodat er bot kan ingroeien nadat de prothese in de femurschacht is geklemd.

Toepassing van hydroxyapatiet (HA-)coatings op het prothese-oppervlak zorgt voor een nog sterkere prothese-bothechting. Deze coating wordt sinds 1980 toegepast bij cementloze prothesen. Ingroei van bot in de prothese vindt plaats via hetzelfde mechanisme als bij een botbreuk en duurt ongeveer drie weken[9].

Er mag absoluut geen beweging tussen prothesesteel en femurschacht plaatsvinden. Als er microbewegingen plaatsvinden van meer dan 40 micrometer, is de kans op beenderige ingroei klein[9]. Men moet de prothesesteel dus zeer goed klemvast zetten in de femurschacht. Dit heeft echter ook een keerzijde: soms ontstaat door het vastklemmen een fissuur of zelfs fractuur in het femur[9].

Ten slotte wordt de kwaliteit van cementloze prothesen verbeterd door de stijfheid van het gebruikte prothesemateriaal zoveel mogelijk overeen te laten komen met die van het omringende bot. Hierdoor wordt botresorptie voorkomen in botdelen die door het prothesemateriaal overbrugd worden (*stress-shielding*). Botresorbtie ontstaat immers op die plaatsen waar de prothese de meeste krachten opvangt en het bot dus weinig krachten te verduren krijgt.

In 1970 werd de ontwikkeling van een ongecementeerde acetabulumcomponent in gang gezet[9]. In eerste instantie werd deze met schroeven vastgezet en was er sprake van veel slijtage van het polyethyleen en van vroegtijdige loslatingen. Later, sinds de introductie van highly crosslinked polyethyleen in 1990, werd de kwaliteit van het materiaal beter. Nu worden ongecementeerde cups veel vaker toegepast. Langetermijnresultaten moeten echter nog worden afgewacht.

De levensduur van heupprothesen is ondanks alle technische verbeteringen echter nog steeds te kort voor *jonge* patiënten. De beperkte levensduur, zowel van de gecementeerde als de ongecementeerde totale heup, blijkt onder andere verband te houden met slijtage van de polyethyleen heupkom. Tijdens het lopen ontstaan minuscule stofdeeltjes, *wear debris*, in het gewricht. Inflammatie hiervan kan op den duur leiden tot loslating van de prothese. Hetzelfde fenomeen kan overigens optreden in de totale knieprothese, polyethyleen wordt immers ook gebruikt in de endoprothese van de knie[10]. Ook in de knie-endoprothese ontstaat na verloop van tijd *wear debris*, afgesleten van de kom van polyethyleen. ▶ Hoofdstuk 8 gaat dieper in op het onderwerp *wear disease*.

Een kunstgewricht dat vrijwel geen last heeft van *wear debris* is de keramische prothese.

1.2.5 Keramische prothesen

De eerste generatie keramische prothesen dateert uit de jaren zeventig van de vorige eeuw. Voordeel van keramiek is dat het vrijwel geen afweerreactie van het lichaam oproept en zeer weinig slijtage vertoont. Een groot nadeel van de eerste keramische prothesen was het risico op breken. Bij een breuk ontstaat een enorm aantal fragmenten en splinters, die men onmogelijk allemaal kan verwijderen. Talloze verbeteringen hebben het risico op breken inmiddels vrijwel teruggebracht tot nul (◻ fig. 1.5).

Een nog niet opgelost nadeel is dat sommige keramische prothesen piepen tijdens het lopen. Dit wordt ook wel *squeaking* genoemd. Dit fenomeen treedt op in ongeveer een op de vijf gevallen[11] en kan zo irritant zijn, dat de patiënt er soms een revisieoperatie voor over heeft om het te verhelpen. Ten slotte is er een gering risico op luxatie van de prothese. Klinisch presteert dit type prothesen, ondanks de slijtvastheid, niet beter dan de reeds besproken meer klassieke prothesen[12].

1.3 Artrose

In verreweg de meeste gevallen wordt een kunstgewricht geplaatst vanwege ernstige artrose. Andere redenen zijn bijvoorbeeld vormafwijkingen van het gewricht of intra-articulaire fracturen.

Oorzaken

Artrose is een toestand van disfunctionerend kraakbeen, bot en periarticulaire structuren. Het moet beschouwd worden als een eindtoestand die kan ontstaan door talloze factoren. Het is de meest voorkomende gewrichtsaandoening[13], die wordt gekenmerkt door kraakbeenschade, intermitterende capsulitis, osteofytvorming, subchondrale veranderingen in het bot (sclerose en cysten), contracturen, en soms verweking van ligamenten. Pijn en functieverlies van het gewricht zijn het gevolg.

De volgende factoren of combinaties ervan kunnen een rol spelen bij het ontstaan van artrose:
— Genetische aanleg.
— Mechanische beschadiging van het gewrichtskraakbeen of een meniscus, bijvoorbeeld door een sportletsel of val.

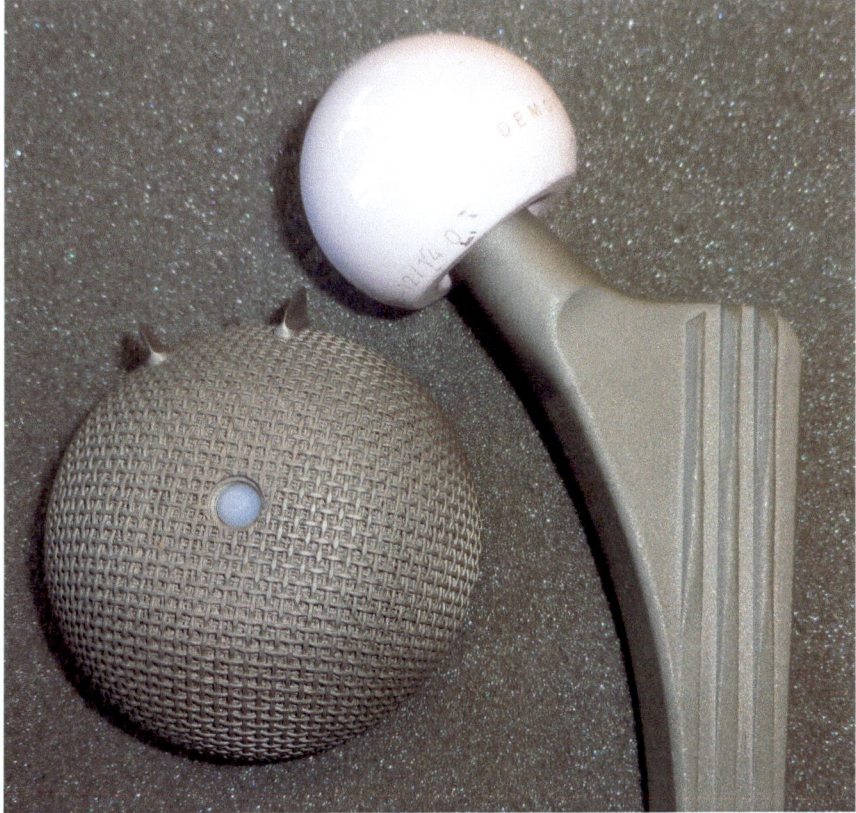

◘ **Figuur 1.5** Foto[3] van een heupprothese met een prothesekop die is gemaakt van keramisch materiaal.

- Trauma met bandletsel, waarbij de gewrichtsband definitief niet meer goed functioneert.
- Standsafwijking van het gewricht, zoals O-benen in geval van een mediale knieartrose.
- Vormafwijkingen in of rond het gewricht. Denk in geval van een heupgewricht aan een cam-heup (*zie kader*), of een heupdysplasie.
- Reumatische aandoeningen, zoals reumatoïde artritis of de ziekte van Bechterew.
- Intra-articulaire fractuur.
- Inzakking van het gewricht ten gevolge van een avasculaire necrose van het subchondrale bot (◘ fig. 1.6).
- Chronische overbelasting.
- Adipositas: dit geldt voor een kniegewricht maar niet voor de heup.
- Een kristalartropathie zoals chondrocalcinose[14].
- Idiopathische oorzaak.

---

3 Met speciale dank aan A. Bossers, orthopedisch chirurg in de St. Maartenskliniek te Boxmeer, voor het verstrekken van foto's van heupprothesen in dit boek.

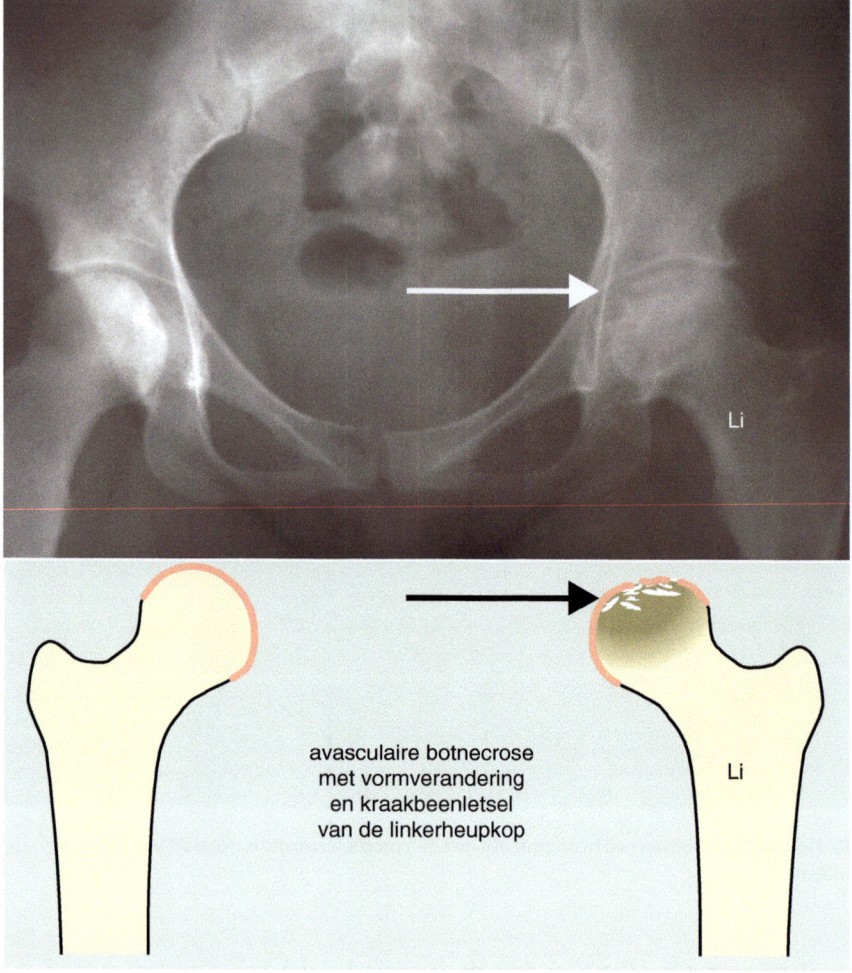

Figuur 1.6 Inzakking van het heupgewricht ten gevolge van een avasculaire necrose van het subchondrale bot.

De cam-heup en heupartrose[4]

Recent promotieonderzoek van Rintje Agricola[15] toont een oorzakelijke relatie tussen de bouw van de heupkop/heuphals en de kans op latere leeftijd een heupartrose te krijgen. Een druppelvormige heupkop en dikke hals, ook wel cam-heup genoemd (*cam* is Engels voor kam of nok), kunnen gemakkelijk leiden tot schade aan de rand van het gewrichtskraakbeen, het labrum acetabulare. De schade ontstaat als bij flexie-adductie-endorotatie de heuphals 'botst' tegen de labrumrand (fig. 1.7). Men noemt dit femoroacetabulair impingement ofwel FAI. Bij een slanke hals is de kans veel kleiner dat deze met het labrum in aanra-

---

4 Meer informatie over dit onderwerp is te vinden in een eerder verschenen boek uit de reeks Orthopedische Casuïstiek: *Onderzoek en behandeling van het bekken*, ▶ H. 3.

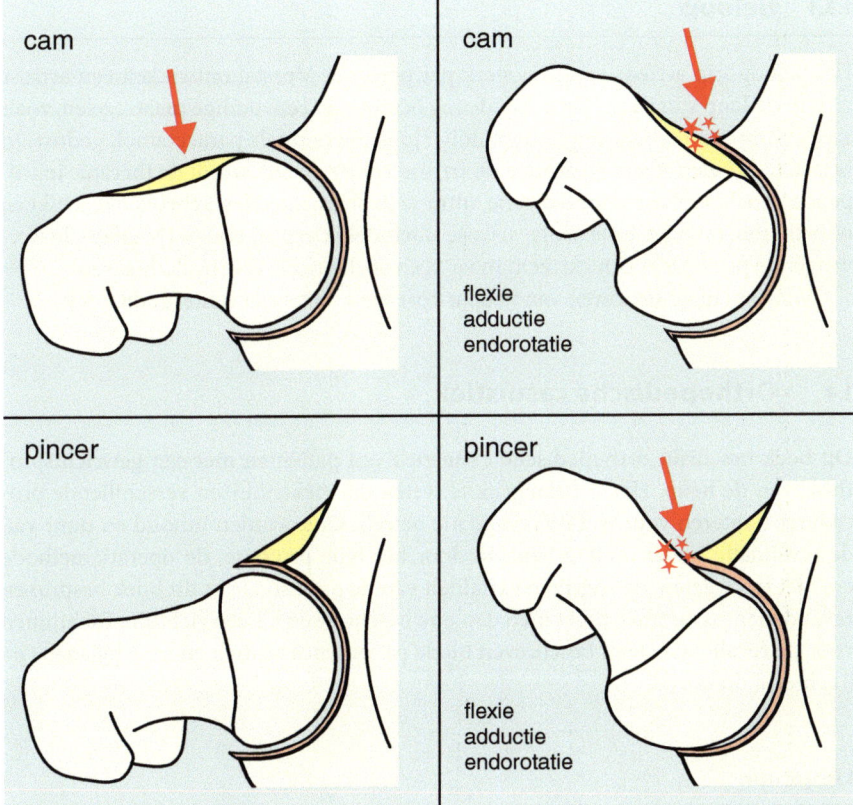

Figuur 1.7 De cam-heup en de pincer-heup. Schade aan het labrum kan ontstaan als het labrum en het collum femoris contact met elkaar maken. Dit gebeurt bij een combinatiebeweging van flexie-adductie-endorotatie (naar Lavigne et al.[18]).

king komt. Een forse cam-afwijking (> 83°) verhoogt de kans op het ontwikkelen van een heupartrose met een factor tien[15].

Een pincer-heup (*pincer* is Engels voor tang of klem) ofwel een relatief diepe heupkom loopt volgens diverse publicaties eveneens meer risico op labrumschade[16,17]. Het proefschrift van Agricola kon dit echter niet aantonen, sterker zelfs: van een pincer-heup zou zelfs bescherming kunnen bieden tegen het krijgen van heupartrose. Een eventueel schadelijk effect van een pincer-heup is dus dubieus.

Een cam-heup ontwikkelt zich na het twaalfde levensjaar en wordt vooral veroorzaakt door hoge impactbelastingen, zoals bij voetbal. Vermoedelijk ontstaat de cam-heup door aanpassing van de heuphals aan hoge belastingen op de proximale epifysairschijf van het femur. Hierdoor wordt meer bot aangemaakt dan gemiddeld om de kop-hals te versterken. De keerzijde is echter dat de femurhals gemakkelijker in contact komt met het labrum acetabulare, waardoor schade aan de rand van de gewrichtskom kan ontstaan.

De cam-heup heeft zijn definitieve vorm gekregen zodra de tiener is uitgegroeid[15].

Oorzaak van de cam-heup

1.3.1 Beloop

Het beloop van artrose verschilt sterk per persoon. Meestal ontwikkelt een artrose zich in de loop van jaren. De behandeling begint met eenvoudige maatregelen, zoals aanpassing van de belasting, onschuldige pijnstillers, zoals paracetamol, gedoseerd belasten en oefeningen. Naarmate de artrose voortschrijdt, wordt de therapie ingrijpender, zoals sterkere pijnmedicatie, intra-articulaire injecties, gebruik van krukken of orthesen, en bij zeer ernstige artrose uiteindelijk een operatie. De gewrichtsvervangende prothese is een extreem maar veelvoorkomend voorbeeld hiervan.

Voor het diagnosticeren van heupartrose zie ▶ bijlage III achterin dit boek.

1.4 Orthopedische casuïstiek

Dit boek beschrijft orthopedische casuïstiek van patiënten met een gewrichtsprothese van de heup. Het is belangrijk te weten dat ziekenhuizen verschillende procedures hanteren voor wat de revalidatie betreft. Ook worden inhoud en duur van de revalidatie onder andere bepaald door het type prothese, de operatiemethode en, niet te vergeten, de leeftijd en vitaliteit van de patiënt. De in dit boek besproken revalidatieprogramma's moet men dan ook beschouwen als een richtlijn. Richtlijnen voor de revalidatie staan beschreven bij de patiëntencasuïstiek en in ▶ bijlagen I en II achterin dit boek.

Literatuur

1. Ring PA. Press-fit prosthesis clinical experience. In: Freeman MAR, Reynolds DA (red). Osteoarthritis and the young adult hip. Edinburgh: Churchill Livingstone; 1989. pp. 220–32.
2. Ring PA. Complete replacement arthroplasty of the hip by the Ring prosthesis. Clin Orthoped. 1988;235:3–11.
3. Grecula MJ, Grigoris P, Schmalzried TP, Dorey F, Campbell PA, Amstutz HC. Endoprostheses for osteonecrosis of the femoral head. A comparison of four models in young patients. Int Orthop. 1995;19(3):137–43.
4. Elke R. Partikelkrankheit. Ist die Tribologie ein Thema in der Revisionschirurgie? Orthopäde. 2001;30:258–65.
5. Jin ZM, Dowson D, Fisher J. Analysis of fluid film lubrication in artificial hip joint replacements withsurfaces of high elastic modulus. Proc Inst Mech Eng H. 1997;211(3):247–56.
6. Williams DH, Greidanus NV, Masri BA, Duncan CP, Garbuz DS. Predictors of participation in sports after hip and knee arthroplasty. Clin Orthop Relat Res. 2012;470(2):555–61.
7. Dahlstrand H, Stark A, Anissian L, Hailer NP. Elevated serum concentrations of cobalt, chromium, nickel, and manganese after metal-on-metal alloarthroplasty of the hip: a prospective randomized study. J Arthroplasty. 2009;24(6):837–45.
8. Flugsrud GB, Nordsletten L, Espehaug B, Havelin LI, Meyer HE. The effect of middle-age body weight and physical activity on the risk of early revision hip arthroplasty: a cohort study of 1,535 individuals. Acta Orthop. 2007;78(1):99–107.
9. Meermans G, Bimmel R, Dolhain P, Londers J. Heup, orthopedische chirurgie en postoperatieve revalidatie. Leuven: Acco; 2014.
10. Verhaar JAN, Linden AJ van der. Orthopedie. Houten: Bohn Stafleu van Loghum; 2001. pp. 359–64.
11. Keurentjes JC, Kuipers RM, Wever DJ, Schreurs BW. High incidence of squeaking in THAs with alumina ceramic-on-ceramic bearings. Clin Orthop Relat Res. 2008;466(6):1438–43.
12. Lewis PM, Al-Belooshi A, Olsen M, Schemitch EH, Waddell JP. Prospective randomized trial comparing alumina ceramic-on-ceramic with ceramic-on-conventional polyethylene bearings in total hip arthroplasty. J Arthroplasty. 2010;25(3):392–7.

13. Bijlsma JW, Berenbaum F, Lafeber FP. Osteoarthritis: an update with relevance for clinical practice. Lancet. 2011:377(9783):2115–26.
14. Abhishek A, Doherty S, Maciewicz R, Muir K, Zhang W, Doherty M. Evidence of a systemic predisposition to chondrocalcinosis and association between chondrocalcinosis and osteoarthritis at distant joints: a cross-sectional study. Arthritis Care Res (Hoboken). 2013;65(7):1052–8.
15. Agricola R. The rise and fall of the hip, from skeletal development to osteoarthritis. Amsterdam: Medix Publishers BV; 2015.
16. Philippon MJ, Maxwell RB, Johnston TL, Schenker M, Briggs KK. Clinical presentation of femoroacetabular impingement. Knee Surg Sports Traumatol Arthrosc. 2007;15:1041–7.
17. Banerjee P, McLean CR. Femoroacetabular impingement: a review of diagnosis and management. Curr Rev Musculoskelet Med. 2011;4(1):23–32.
18. Lavigne M, Parvizi J, Beck M, Siebenrock KA, Ganz R, Leunig M. Anterior femoroacetabular impingement: part I. Techniques of joint preserving surgery. Clin Orthop Relat Res. 2004;(418):61–6.

Lagerugklachten met pijn in het linkerbeen en de linkervoet bij een 70-jarige man

Koos van Nugteren

Introductie

Pijn in een been kan allerlei oorzaken hebben. Hij kan veroorzaakt worden door een aandoening die meer naar proximaal is gelegen, bijvoorbeeld de rug of het heupgewricht. De pijn kan ook een uitstraling zijn vanuit distaal, zoals soms bij zenuwcompressie het geval is. Ten slotte kan het natuurlijk ook een lokaal letsel of lokale aandoening zijn.

Deze patiënt met beenpijn werd uitgebreid in het ziekenhuis onderzocht, maar behandeling had weinig resultaat. Het klinische onderzoek bij de fysiotherapeut toonde uiteindelijk dat deze beenpijn meerdere onderliggende oorzaken had.

2.1 Inspectie – 16

2.2 Algemene palpatie – 16

2.3 Functieonderzoek – 17

2.4 Palpatie – 17

2.5 Aanvullend onderzoek – 20

2.6 Therapie – 20

2.7 Follow-up – 20

2.8 Bespreking – 20

Literatuur – 21

K. van Nugteren, D. Winkel (Red.), *Kunstgewrichten: de heup*,
Orthopedische Casuïstiek, DOI 10.1007/978-90-368-1051-7_2,
© 2015 Bohn Stafleu van Loghum, onderdeel van Springer Media BV

> Geleidelijk ontstond bij een toen 69-jarige man pijn in onderrug, linkerbeen en -voet. Er was geen trauma aan voorafgegaan. Hij kreeg moeite om goed op het linkerbeen te staan en zakte er soms doorheen. Hij vertelde dat hij hierdoor tweemaal met zijn fiets is gevallen bij het afstappen. Daarbij was – in mindere mate – ook sprake van linkszijdige liespijn. Ten slotte vertelde de patiënt dat hij bij het lopen er steeds op moest letten zijn (niet pijnlijke) rechterbeen recht neer te zetten, omdat dit been naar binnen gedraaid stond ten opzichte van zijn pijnlijke been. Lang lopen deed de pijn toenemen.
>
> Steunzolen wegens platvoeten en fysiotherapie mochten niet baten. Na een half jaar bezocht de patiënt een neuroloog. Deze vermoedde dat een neurinoom tussen os metatarsale II en III van de linkervoet de oorzaak van het probleem was. Een dergelijk neurinoom kan namelijk een pijnlijke uitstraling naar proximaal veroorzaken. Het neurinoom werd operatief verwijderd. De ingreep leverde echter onvoldoende resultaat op: de situatie bleef nagenoeg hetzelfde.
>
> Vervolgens werd uitgebreid nader onderzoek verricht:
> - Conventionele röntgenfoto's van de rug toonden een matige scoliose en spondylose.
> - MRI-opnamen toonden laterale stenose beiderzijds in het lumbale wervelkanaal en discusdegeneratie.
> - Facetinfiltratie in het foramen intervertebrale onder röntgendoorlichting lukte niet goed en infiltratie van het gebied eromheen gaf geen grote verandering in de situatie. De pijn leek daarna echter wel iets draaglijker te zijn.
>
> Na een jaar bezoekt de patiënt de fysiotherapeut.

- **Status praesens**

De klachten treden direct op als de patiënt staat of loopt. In zit verdwijnen de klachten vrijwel meteen. Er is ook nachtelijke pijn als de patiënt op zijn rug of buik ligt. Hij ligt daarom het liefst op zijn zij. Soms zijn er tintelingen in de voeten, links meer dan rechts.

2.1 Inspectie

Opvallend is de houding van de patiënt: hij staat voorovergebogen. Er is enige flexie in de heupen en knieën en hij heeft een afgevlakte lumbale wervelkolom (fig. 2.1). Zijn asymptomatische rechterbeen staat wat geëndoroteerd ten opzichte van zijn aangedane linkerbeen. Rechtop lopen kost hem moeite. Volledig rechtop lopen kan hij niet meer.

2.2 Algemene palpatie

Globale palpatie van rug, heup en been levert geen bijzonderheden op.
De huidtemperatuur is normaal.

2.4 · Palpatie

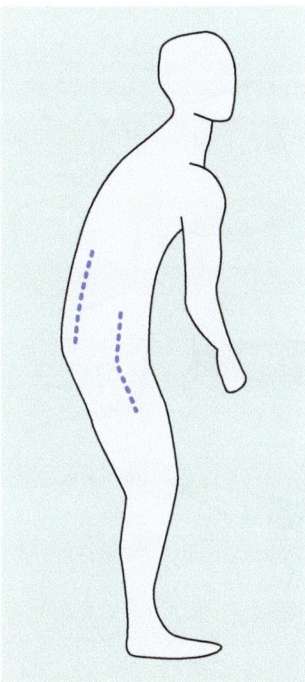

Figuur 2.1 Er is enige flexie in de heupen en knieën en de patiënt heeft een afgevlakte lumbale wervelkolom.

2.3 Functieonderzoek

Lumbale wervelkolom
- Extensie van de lumbale wervelkolom is nauwelijks mogelijk. Lateroflexie is zowel links als rechts fors beperkt.
- Kniepeesreflex is links afwezig, rechts aanwezig. De achillespeesreflexen zijn in orde.

Heup
- Endorotatie in ruglig (geflecteerde heup) is links matig beperkt. Bij het testen in buiklig (gestrekte heup) is sprake van een *forse* linkszijdige endorotatiebeperking.
- Er is een forse flexie-, abductie- en extensiebeperking van het heupgewricht aan de linkerzijde. De rechterheup vertoont deze beperkingen niet.

2.4 Palpatie

Diepe palpatie van iliolumbale musculatuur is pijnlijk en veroorzaakt uitstralende pijn naar de voeten.

Er lijken hier twee zaken door elkaar heen te spelen.

Interpretatie

1. Er is duidelijk sprake van een capsulair patroon van de linkerheup. Dat betekent: heupartrose. De heupartrose kan (deels of geheel) verantwoordelijk

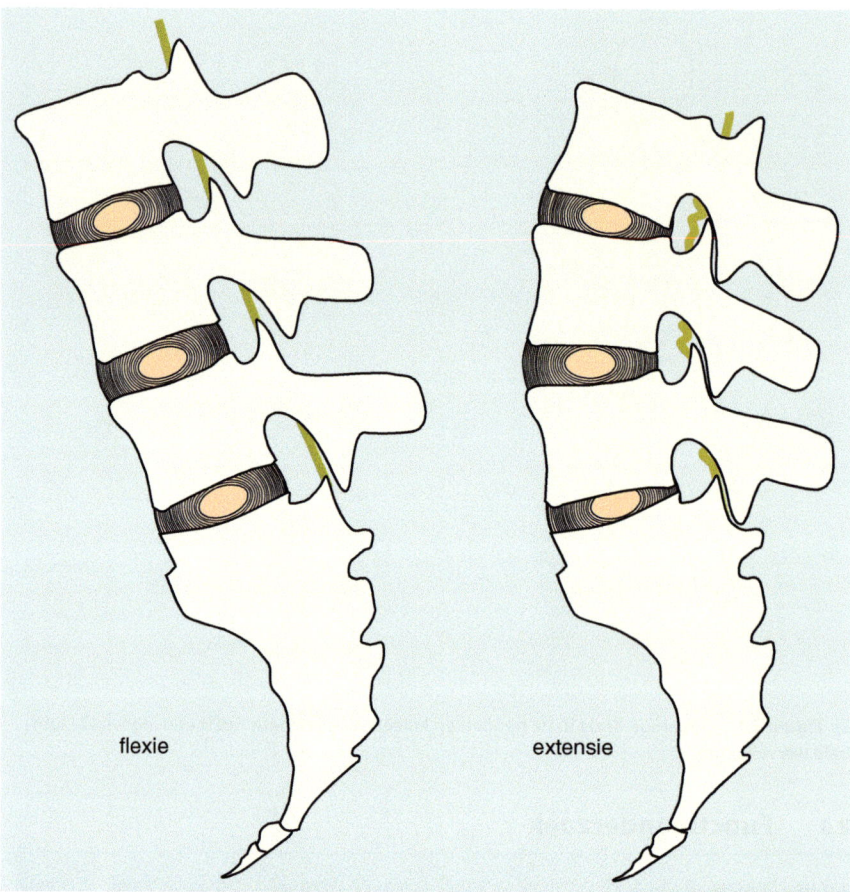

◘ **Figuur 2.2** Bij flexie van de lumbale wervelkolom spant het ligamentum flavum zich, waardoor het wervelkanaal ruimer wordt. Bij lordoseren (staan en lopen) vernauwen het foramen, de recessus lateralis en het wervelkanaal zich, waardoor een uitstralende pijn in het been ontstaat.

zijn voor de pijnklachten in het been. Het naar binnen gedraaid staan van het (niet-aangedane) rechterbeen kan worden verklaard als een relatief naar buiten gedraaid staan van zijn aangedane linkerbeen (endorotatiebeperking).

2. Er is een lagerugprobleem: spondylose/facetartrose met laterale stenose. Hierdoor bestaat er minder ruimte voor een of meer zenuwwortels in het wervelkanaal en in het foramen intervertebrale. Men noemt dit kanaalstenose[1]. Patiënten met kanaalstenose staan graag met een gebogen rug: als zij hun rug proberen te strekken, vernauwen het foramen, de recessus lateralis[2] en het wervelkanaal zich (◘ fig. 2.2). Daardoor ontstaat compressie van rijk geïnnerveerde weefsels en zenuwwortels, met als gevolg uitstralende pijn in het been. Dit type uitstraling wordt ook wel somatische *referred pain* genoemd. Bij de meeste patiënten

---

1 Uitgebreide informatie over dit onderwerp is te vinden in een eerder verschenen boek van Orthopedische Casuïstiek: *Onderzoek en behandeling van lage rugklachten*, ► H. 4a.
2 Recessus = lege holte, nis. Met de recessus lateralis wordt het laterale deel van het wervelkanaal bedoeld: de overgang van het wervelkanaal naar het foramen intervertebrale.

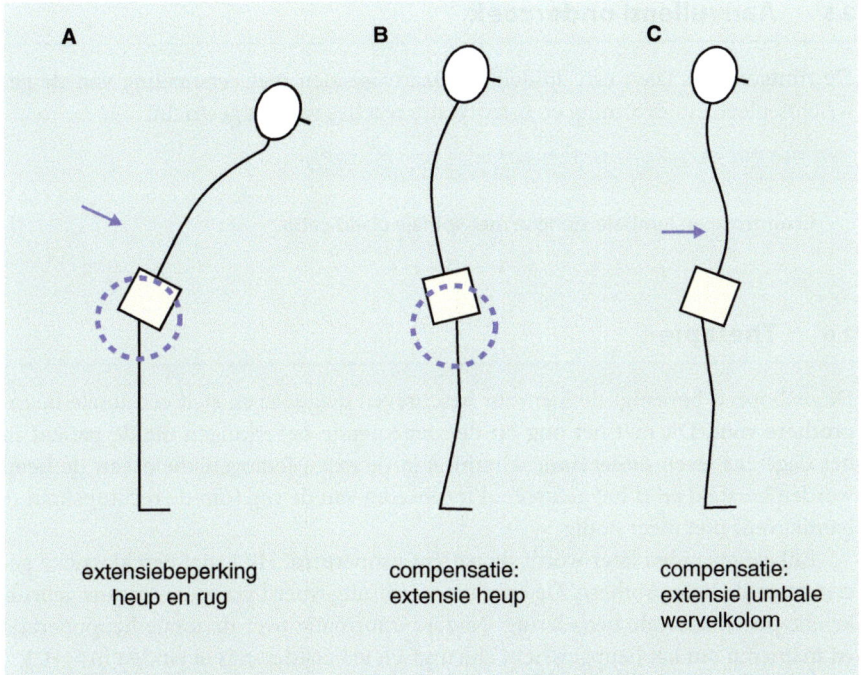

Figuur 2.3 Hoe heupartrose en kanaalstenose van de lumbale wervelkolom (a) elkaar kunnen beïnvloeden: om rechtop te kunnen staan moet een patiënt die beide aandoeningen heeft, geforceerd extenderen in de heup (b) of geforceerd extenderen in de lumbale wervelkolom (c). Een combinatie van beide is ook mogelijk.

met spinale stenose ontstaat beenpijn na enige tijd lopen en wordt dan spinale claudicatio[3] genoemd. Vanwege de extensiebeperking in de heup probeert deze patiënt rechtop te staan door de rug te strekken. Dit lukt echter niet goed, want rugstrekking vernauwt het wervelkanaal en dit provoceert pijn in het been. Zo kan de extensiebeperking in de heup spinale claudicatioklachten uitlokken (fig. 2.3).

Aldus kunnen de klachten van deze patiënt twee oorzaken hebben, waarbij de ene oorzaak de andere kan versterken. De tintelingen en reflexverandering wijzen in de richting van een rugprobleem. Dat de klachten bij staan en lopen (startpijn) direct optreden, wijst meer in de richting van een heupartrose. Bij spinale claudicatio (stenose) ontstaat de pijn immers pas na enige tijd staan of lopen.

Het ligt het meest voor de hand dat beide aandoeningen verantwoordelijk zijn voor het beschreven klachtenpatroon. Conventionele röntgenfoto's van het heupgewricht zijn in dit geval zinvol.

---

3 Claudicatio = mank lopen. Eigenlijk is dit niet zo'n geschikte term voor neurogene en vasculaire claudicatio aangezien men daarbij meestal niet mank gaat lopen. Wel moet men stoppen met lopen als gevolg van pijn en/of vermoeidheid in een of beide benen.

2.5 Aanvullend onderzoek

De röntgenfoto's laten een duidelijke coxartrose zien met versmalling van de gewrichtsspleet, cystevorming en osteofytaire reacties van het gewricht.

> **Diagnose**
>
> Coxartrose en lumbale stenose met spinale claudicatio.

2.6 Therapie

De orthopeed bevestigt de hiervoor beschreven diagnose en stelt een totale heupprothese voor. Dit met het oog op de toenemende beperkingen die de patiënt in het dagelijks leven ondervindt. Hierbij kan de extensiemogelijkheid van de heup worden hersteld en is het geforceerd lordoseren van de rug (om de rechtopstand te handhaven) niet meer nodig.

Enkele maanden later wordt de patiënt geopereerd. Hij krijgt een klassieke gecementeerde heupprothese. De operatie wordt uitgevoerd via een eveneens gebruikelijke posterolaterale benadering. Nadere informatie over de totale heupoperatie en manieren om het heupgewricht chirurgisch te benaderen is te vinden in ▶ H. 3.

Na de operatie zie ik de patiënt weer terug. De verandering in houding kan spectaculair worden genoemd. Hij staat weer rechtop en de klachten zijn duidelijk veel minder.

Fysiotherapie wordt nu gegeven ter revalidatie na de totale heupoperatie. Belangrijk hierbij zijn in eerste instantie de aanwijzingen die moeten voorkomen dat de heup luxeert. Daarna worden oefeningen gegeven ter verbetering van onder andere: loopafstand, spierkracht, coördinatie en evenwicht. Allerlei soorten 'behendigheidsoefeningen' in de praktijk en thuis resulteren na enkele weken in een toegenomen gevoel van zekerheid bij lopen en bewegen.

Het volledige revalidatieprogramma na een totale heupoperatie is te lezen in de ▶ bijlagen I en II, achterin dit boek.

2.7 Follow-up

Zeven weken na de operatie, na een controleafspraak bij de specialist, fietst de patiënt weer en kan hij probleemloos een half uur lopen.

Een half jaar na de operatie kom ik de patiënt tegen in een supermarkt. Hij vertelt me dat het weer prima met hem gaat. Het enige wat hem nog wat hindert, is enige startstijfheid in de rug als hij opstaat uit de stoel na een tijdje zitten.

2.8 Bespreking

Heupartrose en kanaalstenose zijn aandoeningen die veelvuldig bij ouderen voorkomen. Beide aandoeningen kunnen beenpijn veroorzaken. Het is niet altijd gemakkelijk om te differentiëren welke aandoening de oorzaak is van de beenpijn. Vaak zijn beide aandoeningen zichtbaar op beeldvormende opnamen en vaak zijn beide aandoeningen ook medeoorzaak van de gepresenteerde symptomen.

Als men kiest voor een operatie, is het van groot belang zorgvuldig af te wegen wat men moet opereren: de rug of de heup. Vaak kiest men voor de heup omdat deze operatie eenvoudiger is en omdat hiermee de symptomen veroorzaakt door kanaalstenose – in veel gevallen – verminderen.

Ook bij deze patiënt bestond er een oorzakelijk verband tussen een heupartrose en het manifest worden van een kanaalstenose. Zonder de gelijktijdig optredende heupartrose was de stenose vermoedelijk asymptomatisch gebleven en waren er dus geen neurogene claudicatioklachten geweest.

Als sterk getwijfeld wordt of alleen heupartrose beenpijn bij een patiënt veroorzaakt, kan men marcanisatie toepassen van het aangedane heupgewricht. Dit is een intra-articulaire injectie waarbij een verdovend middel wordt ingespoten dat een paar uur zal werken. Wanneer de klachten kortdurend verdwijnen, wijst dit erop dat heupartrose de beenpijn veroorzaakt. Wanneer de klachten niet verdwijnen na de injectie, ligt het meer voor de hand dat kanaalstenose de beenpijn veroorzaakt.

Marcanisatie

Onderzoek klachten

Parvizi et al.[1] inventariseerden de klachten van 344 patiënten met heupartrose. Al deze patiënten stonden op de wachtlijst om geopereerd te worden voor een totale heupprothese.

Vóór de operatie rapporteerden de helft van deze patiënten naast heupklachten ook lagerugpijn. Ná de operatie was bij tweederde van hen de lagerugpijn verdwenen.

Literatuur

1. Parvizi J, Pour AE, Hillibrand A, Goldberg G, Sharkey PF, Rothman RH. Back pain and total hip arthroplasty: a prospective natural history study. Clin Orthop Relat Res. 2010;468(5):1325–30.

Totale heupoperatie

Koos van Nugteren

Introductie

Dit hoofdstuk gaat dieper in op verschillende aspecten van de heupoperatie, zoals: Wanneer is een operatie geïndiceerd? Welke typen prothesen zijn momenteel gangbaar? Wanneer gebruikt men cement? Wordt lokale of algehele anesthesie aangeraden? Welke benaderingen zijn gangbaar tijdens de operatie? Welke complicaties zijn mogelijk?

Het zijn zaken die van belang kunnen zijn voor de postoperatieve revalidatie.

3.1 Inleiding – 24

3.2 Indicatiestelling – 24

3.3 Type prothese – 24

3.4 Gecementeerd of ongecementeerd? – 26

3.5 Anesthesie – 28

3.6 Benaderingen – 28
3.6.1 Posterolaterale benadering – 28
3.6.2 Direct laterale benadering – 30
3.6.3 Anterolaterale benadering – 31
3.6.4 Anterieure benadering – 32
3.6.5 Transtrochantaire benadering – 32

3.7 Minimaal invasieve chirurgie – 32

3.8 Postoperatieve complicaties – 33

Literatuur – 35

K. van Nugteren, D. Winkel (Red.), *Kunstgewrichten: de heup*,
Orthopedische Casuïstiek, DOI 10.1007/978-90-368-1051-7_3,
© 2015 Bohn Stafleu van Loghum, onderdeel van Springer Media BV

3.1 Inleiding

De totale heupoperatie is een van de succesvolste orthopedische operaties van de afgelopen decennia. Ze vergroot in hoge mate de kwaliteit van leven bij ouderen met invaliderende heupartrose. Het aantal heupoperaties neemt ieder jaar toe. Dit heeft ermee te maken dat mensen steeds ouder worden en ook op oudere leeftijd nog fysiek actief willen zijn.

Vooruitgang in biotechnologie heeft geleid tot perfectionering van de prothese. Materiaalbreuken en slijtage van het gewrichtsoppervlak komen nauwelijks meer voor. Zowel de gecementeerde als de ongecementeerde heupen zorgen voor een langdurig betrouwbare fixatie. Operatietechnieken zijn in de loop van de jaren geperfectioneerd, waardoor schade aan weke delen zoals spieren en zenuwen tot een minimum worden gereduceerd[1]. Ook voor de patiënt is de operatie minder ingrijpend geworden dan voorheen het geval was. Twintig jaar geleden verbleef men nog enkele weken in het ziekenhuis. Nu is dat teruggebracht tot enkele dagen. Met de postoperatieve revalidatie wordt zeer snel begonnen, omdat blijkt dat de patiënt hiermee het snelst zijn dagelijkse bezigheden weer kan oppakken.

De juiste instructies en oefeningen van de fysiotherapeut/kinesitherapeut dragen bij aan het succes van de operatie. Zij moeten onder andere rekening houden met het risico op luxatie van het kunstgewricht. Daarvoor is het van belang te weten via welke weg het heupgewricht is benaderd tijdens de operatie: de posterolaterale benadering en de direct laterale benadering worden het meest toegepast. Minder gebruikelijk zijn de voorste benadering, de anterolaterale benadering en de transtrochantaire benadering.

3.2 Indicatiestelling[2]

Een totale heupoperatie wordt overwogen als er sprake is van pijn, functieverlies en radiologische afwijkingen van het heupgewricht. Bovendien moet conservatief beleid, zoals fysiotherapie/kinesitherapie, onvoldoende resultaat hebben opgeleverd. Een jonge leeftijd en overgewicht vormen relatieve contra-indicaties[2]. Verder wordt op hoge leeftijd langdurig uitstel van de operatie juist afgeraden vanwege dalend postoperatief functieherstel en stijgende mortaliteit[3]. Dit geldt ook bij *progressief* functieverlies van de heup met contracturen, ook al is de pijn betrekkelijk gering: het postoperatieve herstel van de heupfuncties neemt af naarmate er meer beperkingen preoperatief aanwezig zijn[2].

3.3 Type prothese

Er worden momenteel talloze typen prothesen (fig. 3.1) toegepast. De gebruikte materialen voor de kop en de kom, het ontwerp, de grootte van de kop-komcombinatie en het al of niet cementeren van de prothesecomponenten resulteren in een zeer uitgebreide collectie kunstgewrichten.

Momenteel gebruikte combinaties van materialen zijn[2]:

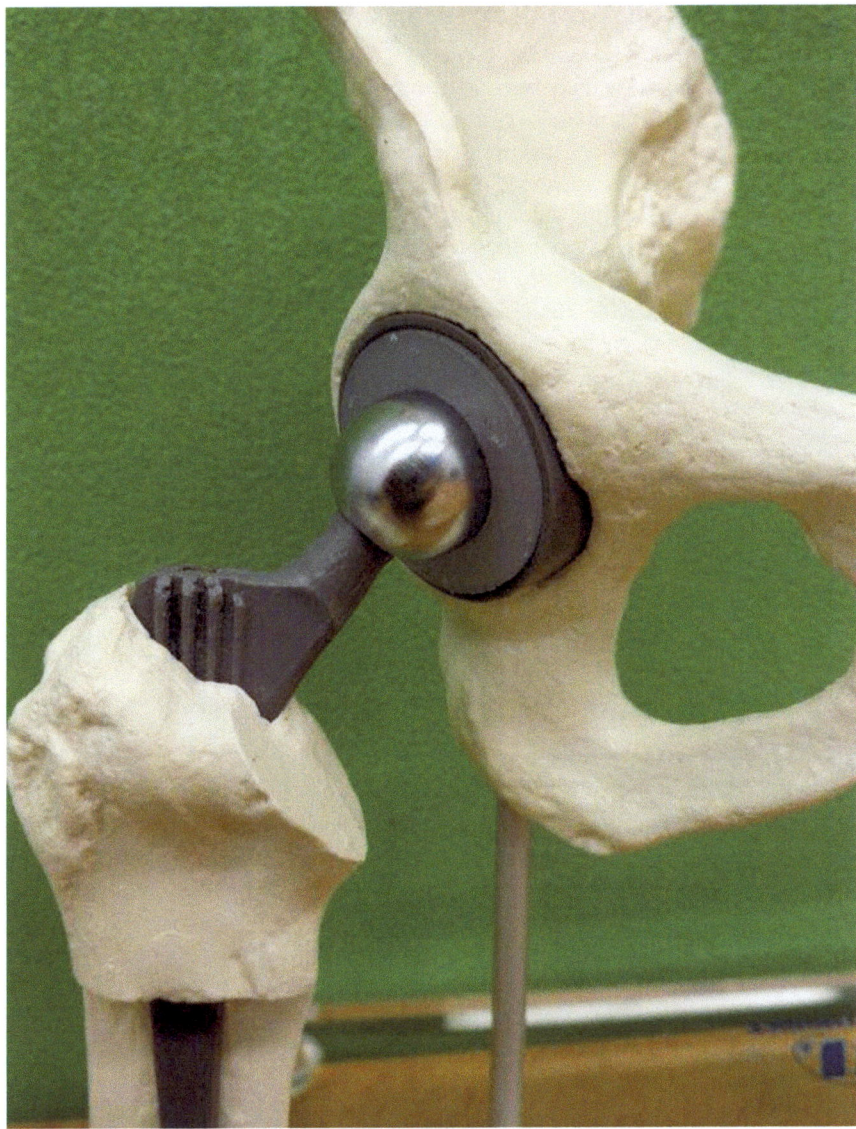

Figuur 3.1 Model van een totale heupprothese.

kopmateriaal	cupmateriaal
metaal	polyethyleen
keramiek	polyethyleen
metaal	metaal
keramiek	keramiek
keramiek	metaal

Van bovenstaande materialen bestaan er weer talloze varianten.

Richtlijn in Nederland voor het type prothese dat de voorkeur geniet: een metalen of keramische kop in combinatie met een kom van conventioneel polyethyleen (PE). Men kan ook kiezen voor een kom van het recenter ontwikkelde crosslinked polyethyleen (XLPE) vanwege de geringe slijtage op middellange termijn. Het is nog niet aangetoond dat ook op lange termijn deze prothese beter presteert[2, 4].

De diameter van de heupkop is bij voorkeur 32 mm of kleiner. Bij deze koppen ontstaat betrekkelijk weinig slijtagemateriaal. Het risico van *wear disease (particle disease)* is daarbij minder groot dan bij een grotere diameter van de kop-komcombinatie.

De keerzijde is dat de kleine koppen wat sneller luxeren. De keuze voor een grotere kop wordt alleen aangeraden als er sprake is van verhoogd risico op luxatie van het kunstgewricht[2].

Resurfacing

Bij de resurfacing prothese wordt voor wat de kop betreft alleen een kapje over de heupkop geplaatst. Deze prothesen zijn metaal op metaal en hebben per definitie een grote kopdiameter. Het gevolg is dat relatief veel metaalpartikels afslijten van de prothese, waardoor er wat sneller wear disease ontstaat, met als uiterste consequentie: loslating van de prothese. Een ander nadeel van de resurfacing prothese: er kunnen kobalt- en chroomionen in het bloed terechtkomen wat bij sommige patiënten problemen veroorzaakt. Ten slotte ontstaat soms een collumfractuur omdat de femurhals nog uit eigen botweefsel bestaat[5]. Om bovenstaande redenen wordt in Nederland de resurfacing methode afgeraden[2].

3.4 Gecementeerd of ongecementeerd?

De heupprothese kan met of zonder cement worden gefixeerd in het bot. Dat geldt voor de steel van de prothese in de femurschacht of -hals, maar ook voor de cup van de prothese (fig. 3.2). De volgende mogelijkheden worden onderscheiden:
- Volledig gecementeerd.
- Volledig ongecementeerd.
- Hybride prothese: de steel is gecementeerd en de cup is ongecementeerd.
- Omgekeerd hybride: de steel is ongecementeerd en de cup gecementeerd.

De tendens bestaat om steeds vaker ongecementeerde prothesen te plaatsen. Dit komt doordat op steeds jongere leeftijd wordt geopereerd. Als een revisie van de prothese nodig is, gaat in geval van een gecementeerde prothese bot verloren, wat ten koste gaat van de stevigheid van het geheel. Bij een ongecementeerde prothese kan zonder verlies van bot een nieuwe eventueel *wel* gecementeerde prothese worden geplaatst. Dat is een duidelijk voordeel.

De klassieke gecementeerde prothese (van Charnley) is echter goedkoper dan nieuwere typen ongecementeerde prothesen en de tien- tot vijftienjaars overlevingskans is bij deze 'Charnley' zeer goed: meer dan 90%. Voor wat de acetabulumcomponent betreft, voldoet de gecementeerde prothese zelfs iets beter dan een aantal typen ongecementeerde prothesen[2]. Voor patiënten ouder dan zeventig jaar wordt dan ook nog steeds vaak de voorkeur gegeven aan de klassieke, gecementeerde prothese, die al decennia zijn nut heeft bewezen.

Men moet zich wel realiseren dat er zeer veel typen ongecementeerde prothesen bestaan en dat de resultaten van de verschillende soorten aanzienlijk van elkaar

3.4 · Gecementeerd of ongecementeerd?

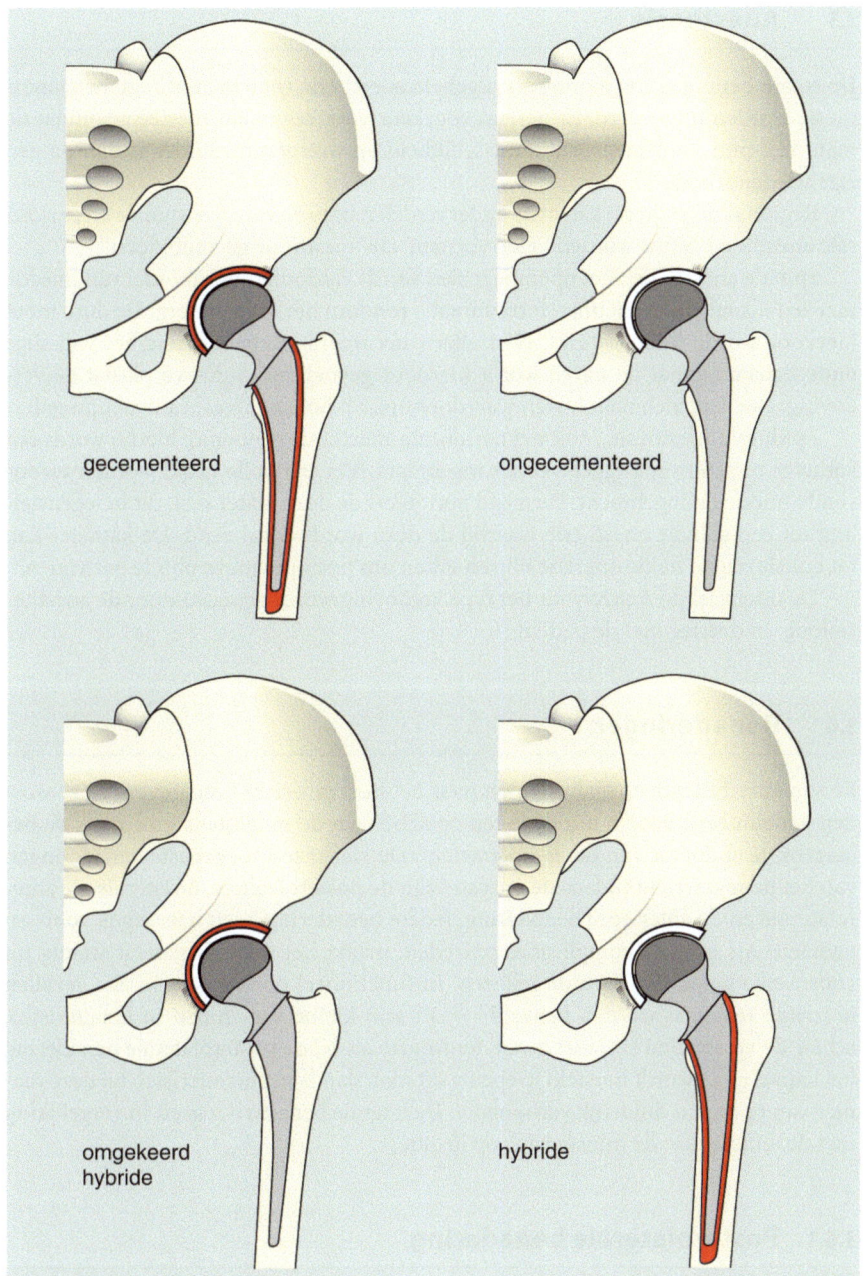

Figuur 3.2 De heupprothese kan met of zonder cement worden gefixeerd in het bot. Dat geldt zowel voor de steel als voor de cup. Het cement is in deze illustratie met *rood* weergegeven.

kunnen verschillen. Bepaalde typen voldoen heel goed. Het prijsverschil is echter een overweging om toch voor een gecementeerde prothese te kiezen. Hiermee blijft het wat dubieus wanneer men moet kiezen voor ongecementeerd en wanneer voor gecementeerd.

3.5 Anesthesie

Algehele anesthesie
Regionale anesthesie

De totale heupoperatie kan onder algehele anesthesie (narcose) of regionale anesthesie worden uitgevoerd. Er bestaat voorkeur voor regionale anesthesie omdat de mate van pijn, morfinegebruik, misselijkheid en overgeven minder is dan na een algehele anesthesie[6].

Regionale anesthesie kan men onderverdelen in twee vormen: spinale en peridurale anesthesie. Soms worden beide vormen van anesthesie gecombineerd[7].

Spinale anesthesie

Spinale anesthesie : het operatiegebied wordt verdoofd door middel van injectie met een lokaalanestheticum – intraduraal – rondom het ruggenmerg. De dura moet hiervoor worden doorgeprikt. Niet alleen het operatiegebied, maar het volledige onderlichaam vanaf de navel, wordt hierdoor gevoelloos. Soms verplaatst de verdovingsvloeistof zich naar boven waardoor ook op hogere niveaus uitval optreedt.

Epidurale anesthesie

Epidurale anesthesie , ook wel peridurale anesthesie genoemd: hierbij wordt een katheter tussen twee ruggenwervels ingebracht. Via een holle naald worden verdovende middelen ingebracht. De naald perforeert de dura mater niet, dit in tegenstelling tot een spinale anesthesie waarbij de dura wordt doorboord. De katheter kan tot enkele dagen na de operatie blijven zitten om postoperatieve pijn te bestrijden.

De uiteindelijke keuze voor het type verdoving wordt gemaakt door de anesthesioloog, in overleg met de patiënt[2].

3.6 Benaderingen

Er zijn verschillende toegangswegen naar het heupgewricht beschreven. Deze worden gedefinieerd door hun relatie ten opzichte van de m. gluteus medius[7], de belangrijkste abductor van het heupgewricht. De vier meest toegepaste benaderingen van het heupgewricht tijdens de operatie zijn de posterolaterale, de laterale, de anterolaterale en de anterieure benadering. Iedere benadering heeft haar eigen voor- en nadelen. Als er geen complicaties optreden, maakt het voor de patiënt weinig uit voor welke benadering wordt gekozen. In functioneel opzicht kan in alle gevallen hetzelfde resultaat worden behaald[1, 8]. Er zijn kleine verschillen in luxatierisico, echter de verschillen zijn niet groot, tenminste als bij de posterolaterale benadering het kapsel goed wordt hersteld. Gebeurt dit niet, dan is het luxatierisico bij deze manier van opereren duidelijk verhoogd[1]. De laterale benadering geeft in vergelijking met de andere drie de minste kans op luxatie.

3.6.1 Posterolaterale benadering

Het heupgewricht wordt meestal geopereerd via een posterolaterale ofwel achterste benadering. De toegang wordt bereikt door de gluteus maximus in de lengterichting te klieven (fig. 3.5). Vervolgens worden de onderliggende diepe exorotatoren (fig. 3.3) losgemaakt van de trochanter major om het gewricht te bereiken. De exorotatoren en het kapsel worden teruggeklapt over de n. ischiadicus heen om deze tijdens het vervolg van de operatie te beschermen. Onder de exorotatoren bevindt zich het achterste heupkapsel. Ook dit wordt losgesneden, zodat de heupkop naar achteren kan worden geluxeerd. Dit laatste gebeurt door een endorotatie-

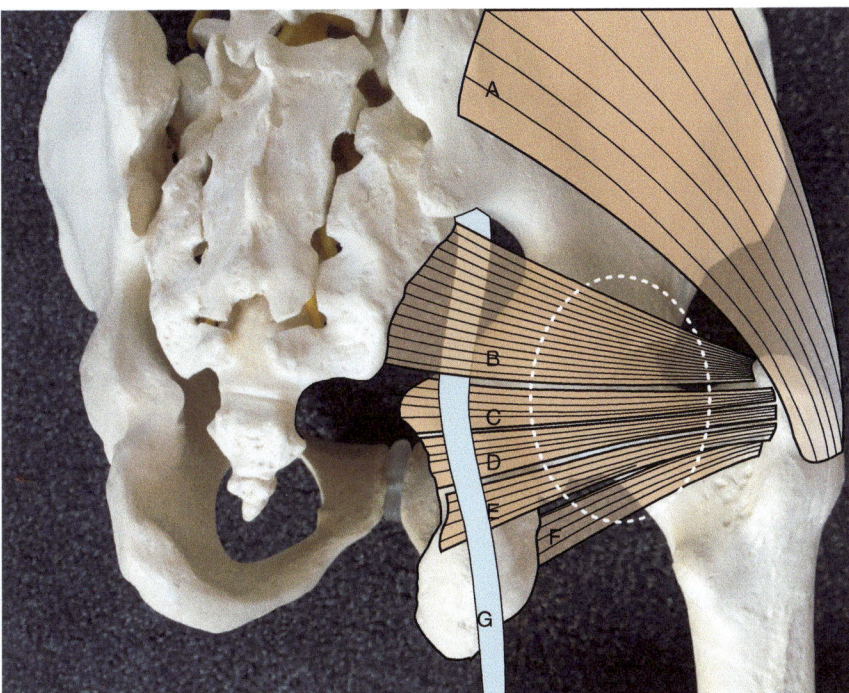

Figuur 3.3 Musculatuur aan de posterolaterale zijde van het heupgewricht. De *stippellijn* toont het operatiegebied. Belangrijkste abductor: **a** gluteus medius: deze wordt losgeprepareerd van de trochanter major bij de direct laterale benadering. Dit leidt tot abductorenzwakte. Exorotatoren en stabilisatoren: **b** m. piriformis. **c** m. gemellus superior. **d** m. obturatorius internus. **e** m. gemellus inferior. **f** m. obturatorius externus. De exorotatoren bedekken het heupgewricht aan de achterzijde. Bij de posterolaterale benadering worden zij losgemaakt van de trochanter. Dit leidt tot een verminderde stabiliteit met luxatierisico. **g** n. ischiadicus.

adductiemanoeuvre. Later, na plaatsing van de prothese, wordt het kapsel gereconstrueerd en worden de exorotatoren weer teruggehecht op de trochanter major.
Voordelen:
- Weinig kans op zenuwletsel; zelden ontstaat toch letsel van de n. ischiadicus, wat zich klinisch gewoonlijk manifesteert als een klapvoet. In veel gevallen herstelt deze zich op lange termijn weer.
- De belangrijkste heupabductoren – de m. gluteus medius en de m. gluteus minimus – worden gespaard.

Nadeel:
- Aangezien het dorsale kapsel en de – dorsaal gelegen – exorotatoren losgeprepareerd worden tijdens de operatie, bestaat er verhoogde kans op een posterieure luxatie. Voor de revalidatie geldt dus: voorkom flexie > 90°, adductie en endorotatie. Vooral de combinatiebeweging is riskant. Flexie in combinatie met exorotatie en abductie is duidelijk minder riskant. Overigens wordt het risico op luxatie sterk gereduceerd als de chirurg het kapsel na het plaatsen van de prothese goed reconstrueert[2, 9].

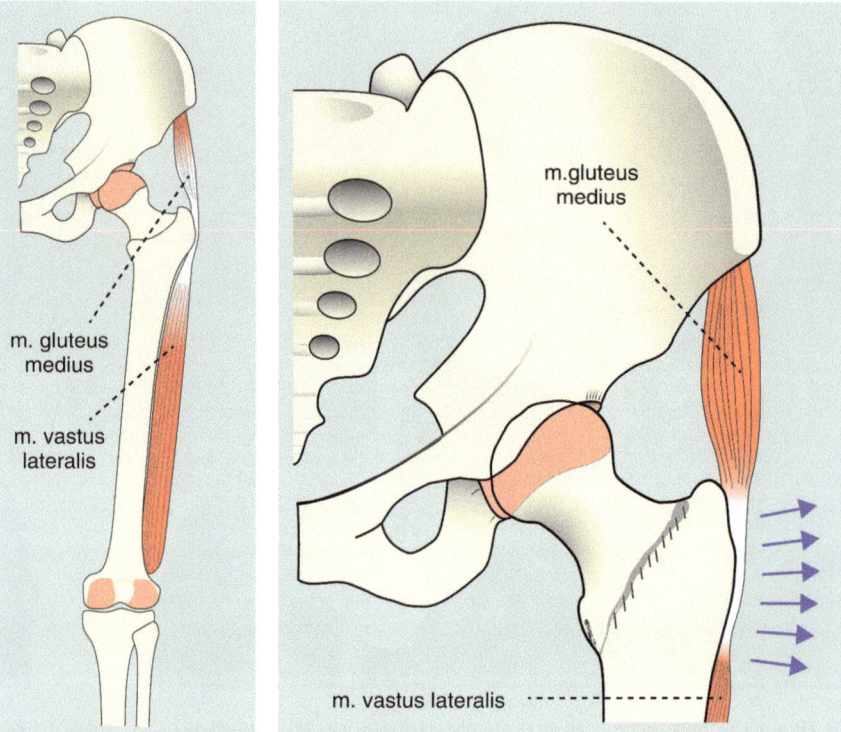

◘ **Figuur 3.4** De m. gluteus medius en de vastus lateralis liggen in het verlengde van elkaar en hebben een gemeenschappelijke aanhechting op de trochanter major. De gemeenschappelijke aanhechting wordt hiervan losgeprepareerd (*paarse pijlen*) en het heupgewricht wordt vanaf de voorzijde ervan benaderd.

3.6.2 Direct laterale benadering

Het heupgewricht wordt bereikt via de voorkant van de m. gluteus medius en de vastus lateralis van de m. quadriceps. Beide spieren liggen in het verlengde van elkaar en hebben een gemeenschappelijke aanhechting op de trochanter major. Deze aanhechting wordt losgeprepareerd van de trochanter (◘ fig. 3.4) en vervolgens naar achteren geschoven zodat de heup voorlangs kan worden benaderd. Na het losprepareren van het kapsel wordt de heupkop naar voren geluxeerd door middel van een exorotatie.

Voordeel:
— Het luxatierisico is duidelijk kleiner dan bij de posterolaterale benadering. Bij patiënten met een verhoogd luxatierisico wordt deze benadering vaak gekozen. Denk hierbij aan patiënten met een neurologische aandoening, alcoholverslaafden, of geriatrische patiënten die moeilijk te instrueren zijn.

Nadeel:
— De heupabductoren zijn niet intact gebleven; dit resulteert in zwakkere abductoren direct na de operatie. Bij slecht herstel van de abductoren kan een symptoom van Duchenne of Trendelenburg ontstaan. Verder kan de n. gluteus superior beschadigd worden met als gevolg uitval van een deel van de heupabductoren.

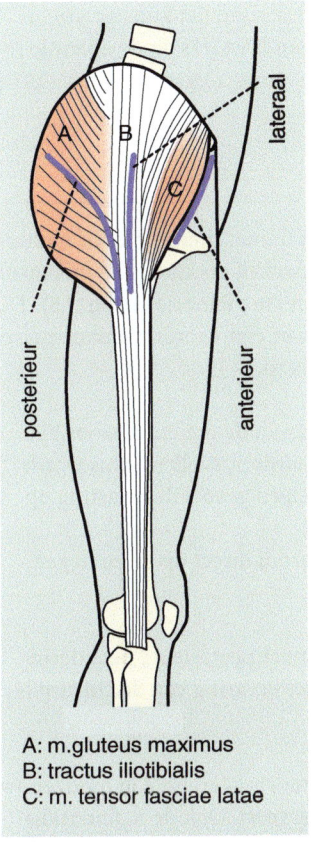

A: m.gluteus maximus
B: tractus iliotibialis
C: m. tensor fasciae latae

Figuur 3.5 Verschillende locaties om het heupgewricht chirurgisch te benaderen.

3.6.3 Anterolaterale benadering

De anterolaterale benadering wordt minder vaak toegepast. Incisie vindt plaats tussen de m. gluteus medius en de m. tensor fasciae latae.

De heupkop wordt tijdens de operatie naar voren geluxeerd door middel van een exorotatie.

Voordeel:
- Weinig schade aan de weke delen.
- Minder kans op luxatie na de operatie.
- De abductoren blijven intact.
- Het is chirurgisch een vrij gemakkelijk toepasbare benadering.

Nadeel:
- Er is risico op beschadiging van de n. femoralis en n. gluteus superior. Bij beschadiging van de n. gluteus superior ontstaat uitval van een deel van de heupabductoren.

- Er bestaat verhoogd risico op heterotope ossificaties[1] rond het kunstgewricht met definitieve bewegingsbeperkingen. Gebruik van NSAID's na de operatie verkleint dit risico.

3.6.4 Anterieure benadering

De anterieure benadering wint weer aan populariteit omdat hierbij niet of nauwelijks spierletsel ontstaat[7]. De chirurg benadert het gewricht voorlangs de m. tensor fasciae latae, direct achter de m. sartorius en de m. rectus femoris (o fig. 3.5). De heupkop wordt naar voren geluxeerd door middel van een exorotatiemanoeuvre. Hierbij worden geen spieraanhechtingen losgeprepareerd.
Voordelen:
- Omdat geen spieren worden losgeprepareerd, behoudt de patiënt gewoonlijk zijn of haar spierkracht. De revalidatie verloopt daardoor sneller. Soms wordt geen fysiotherapie gegeven en mag de patiënt op eigen gevoel de belasting opvoeren.
- Het luxatierisico is klein. Vaak mag de patiënt daarom direct op de zij liggen.

Nadelen:
- De toegang tot het gewricht is lastiger dan bij de meer posterieure benaderingen, vooral als er sprake is van overgewicht[7]. Meer ervaring van de chirurg is nodig om complicaties te voorkomen[7].
- Niet elke prothese kan geplaatst worden[7].
- Er is risico op beschadiging van de n. cutaneus femoris lateralis, een huidzenuw die de anterolaterale zijde van het bovenbeen innerveert. Ook de n. femoralis loopt enig risico.

3.6.5 Transtrochantaire benadering

Deze benadering wordt tegenwoordig nog maar zelden toegepast. Hierbij wordt de (doorgezaagde) trochanter major, samen met de insererende abductoren weggeklapt om het heupgewricht te bereiken.
Later wordt de trochanter weer teruggeplaatst.
Het grootste nadeel is het risico van *non-union* van de trochanter of een proximalisatie ervan waarbij de heupabductoren actief insufficiënt worden en dus te weinig kracht kunnen genereren. De patiënt gaat dan mank lopen.

3.7 Minimaal invasieve chirurgie

De tendens bestaat om in navolging van andere operaties aan het bewegingsapparaat de wond in het operatiegebied zo klein mogelijk te houden. De bedoeling is om zo min mogelijk weefsel te beschadigen tijdens de operatie. Nadeel van dergelijke operaties is dat men minder zicht heeft op het te opereren weefsel. Voor wat de totale

---

1   Heterotope ossificaties: botvorming op een abnormale plaats. Zie ▶ H. 7.

heupoperatie betreft, kan tot dusverre niet worden aangetoond dat minimaal invasieve chirurgie duidelijke *klinische* voordelen heeft. Waarschijnlijk bestaat er alleen een gering voordeel in de direct postoperatieve fase[2].

3.8 Postoperatieve complicaties

Het is belangrijk de patiënt van tevoren te wijzen op complicaties die soms optreden na een totale heupoperatie. Vooral bij mensen met overgewicht bestaat risico op postoperatieve luxatie en infectie[10].

Complicaties die kunnen optreden na de operatie, zijn:
- Diepe veneuze trombose, te herkennen aan een dikke drukpijnlijke kuit waarbij de zwelling niet het gevolg is van oedeem. De incidentie is ongeveer 1%[11]. Preventieve maatregelen bestaan uit het voorschrijven van medicatie na de operatie. Hiervoor wordt een anticoagulans[2] (heparine) voorgeschreven.
- Luxatie van de prothese. De incidentie na een primaire totale heupoperatie bedraagt ongeveer 4% in het eerste half jaar na de operatie[11]. Na een revisieoperatie is de incidentie duidelijk hoger: circa 14%[11]. Bij implantatie van kleine kopjes (bijvoorbeeld 22 mm)[2], is dit risico relatief groot[11]. Zie ▶ H. 12 voor meer informatie over dit onderwerp.
- Infectie. Een infectie is vrij zeldzaam. Meestal ontstaat een infectie enkele weken na de operatie. Ongeveer 0,2% van de patiënten krijgt binnen een half jaar een infectie na een primaire totale heupoperatie. Na een revisieoperatie is dit percentage wat hoger, circa 1%[11]. Kenmerkende symptomen zijn: rubor, dolor, calor en tumor. Soms, maar niet altijd, heeft de patiënt koorts en voelt zich ziek. Zie ▶ H. 10 voor meer informatie over dit onderwerp.
- Loslating van de prothese (zie ook ▶ H. 8).
- Liespijn. Soms is dit het gevolg van frictie tussen de m. iliopsoas en de voorrand van de prothesecup.
- Fractuur, bijvoorbeeld van de femurschacht ten gevolge van het klem zetten van de prothesesteel.
- Beenlengteverschil. Meestal blijkt dan het geopereerde been langer te zijn geworden. Dit geeft vaak aan het begin van de revalidatie klachten doordat de weke delen rondom het gewricht worden opgerekt. Vooral rek op de n. ischiadicus en n. femoralis kan pijn veroorzaken. Na verloop van tijd wordt de pijn minder. Als op lange termijn hinder blijft bestaan van het verschil in beenlengte, kan dit eventueel worden gecorrigeerd met een zoolverhoging.
- Litteken. Na een totale heupoperatie is altijd een litteken zichtbaar. Dit is vooral een cosmetisch probleem dat geen klachten veroorzaakt. Soms verdwijnt er subcutaan vetweefsel, wat zichtbaar is als een 'deuk' ter plaatse van het litteken (◘ fig. 3.6). Een onderzoek onder twee patiëntengroepen, waarbij één groep een mini-incisie kreeg[3] en de andere groep een standaardincisie, laat zien dat een kleinere incisie de kwaliteit van het litteken *niet* verbetert. Dit komt waarschijnlijk doordat bij mini-incisies zich vaker complicaties van de operatiewond

---

2 Anticoagulans: een stof die de stolling van het bloed tegengaat, ook wel bloedverdunner genoemd.
3 Een mini-incisie is kleiner dan 10 cm en wordt toegepast in de minimaal invasieve chirurgie.

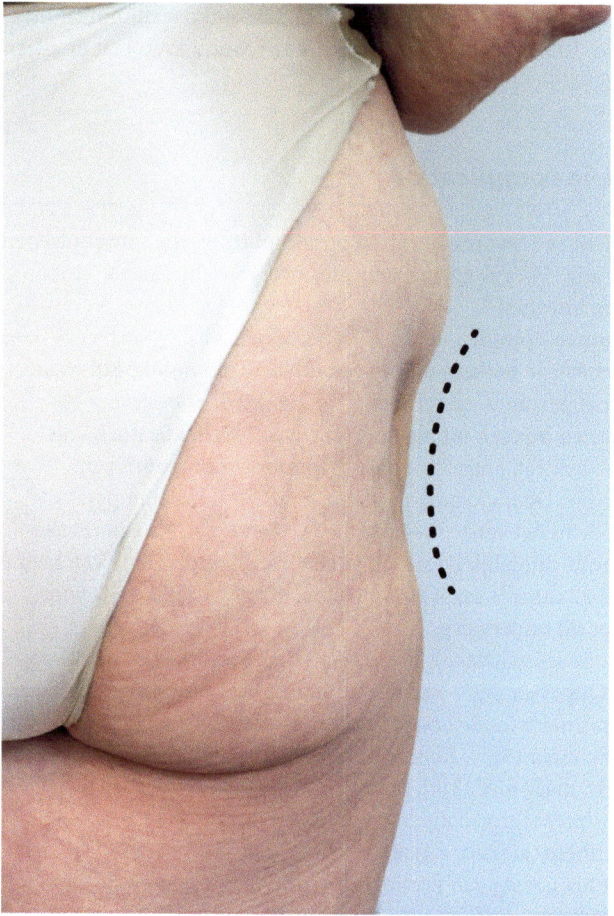

Figuur 3.6 Soms verdwijnt er subcutaan vetweefsel, wat zichtbaar is als een 'deuk' ter plaatse van het litteken.

voordoen. Juist patiënten met een mini-incisie waren minder tevreden over het resultaat[12, 13].

Na de operatie is het de taak van de fysiotherapeut/kinesitherapeut alert te zijn op bovenstaande complicaties. Soms is het nodig de patiënt terug te verwijzen naar de behandelend specialist.

Literatuur

1. Learmonth ID, Young C, Rorabeck C. The operation of the century: total hip replacement. Lancet. 2007;370(9597):1508–19.
2. Nederlandse Orthopaedische Vereniging. Richtlijn totale heupprothese, 2010. ▶ http://www.mijnheupprothese.nl/richtlijnheupprothese.
3. Santaguida PL, Hawker GA, Hudak PL, Glazier R, Mahomed NN, Kreder HJ, Coyte PC, Wright JG. Patiënt characteristics affecting the prognosis of total hip and knee joint arthroplasty: a systematic review. Can J Surg. 2008;51(6):428–36.

4. Geerdink CH, Grimm B, Vencken W, Heyligers IC, Tonino AJ. Cross-linked compared with historical polyethylene in THA: an 8-year clinical study. Clin Orthop Relat Res. 2009;467(4):979–84.
5. Khan M, Kuiper JH, Edwards D, Robinson E, Richardson JB. Birmingham hip arthroplasty: five to eight years of prospective multicenter results. J Arthroplasty. 2009;24(7):1044–50.
6. Macfarlane AJ, Prasad GA, Chan VW, Brull R. Does regional anaesthesia improve outcome after total hip arthroplasty? A systematic review. Br J Anaesth. 2009;103(3):335–45.
7. Meermans G, Bimmel R, Dolhain P, Londers J. Heup, orthopedische chirurgie en postoperatieve revalidatie. Leuven: Acco; 2014.
8. Jolles BM, Bogoch ER. Posterior versus lateral surgical approach for total hip arthroplasty in adults with osteoarthritis. Cochrane Database Syst Rev. 2006;3:CD003828.
9. Kwon MS, Kuskowski M, Mulhall KJ, Macaulay W, Brown TE, Saleh KJ. Does surgical approach affect total hip arthroplasty dislocation rates? Clin Orthop Relat Res. 2006;447:34–8.
10. Flugsrud GB, Nordsletten L, Espehaug B, Havelin LI, Meyer HE. The effect of middle-age body weight and physical activity on the risk of early revision hip arthroplasty: a cohort study of 1,535 individuals. Acta Orthop. 2007;78(1):99–107.
11. Phillips CB, Barrett JA, Losina E, Mahomed NN, Lingard EA, Guadagnoli E, Baron JA, Harris WH, Poss R, Katz JN. Incidence rates of dislocation, pulmonary embolism, and deep infection during the first six months after elective total hip replacement. J Bone Joint Surg Am. 2003;85-A(1):20–6.
12. Mow CS, Woolson ST, Ngarmukos SG, Park EH, Lorenz HP. Comparison of scars from total hip replacements done with a standard or a mini-incision. Clin Orthop Relat Res. 2005;441:80–5.
13. Woolson ST, Mow CS, Syquia JF, Lannin JV, Schurman DJ. Comparison of primary total hip replacements performed with a standard incision or a mini-incision. J Bone Joint Surg Am. 2004;86-A(7):1353–8.

Geleidelijk ontstane liesklachten bij een 53-jarige, sportieve man

Koos van Nugteren

Introductie

Een 49-jarige man die graag tennist, krijgt linkszijdige heuppijn die in de loop van enkele jaren toeneemt. Later krijgt hij ook pijn aan zijn rechterheup.

4.1 Inspectie – 38

4.2 Algemene palpatie – 38

4.3 Functieonderzoek – 38

4.4 Interpretatie – 39

4.5 Aanvullend onderzoek – 40

4.6 Therapie – 40

4.7 Follow-up – 42

4.8 Revalidatie – 43

Literatuur – 44

K. van Nugteren, D. Winkel (Red.), *Kunstgewrichten: de heup*,
Orthopedische Casuïstiek, DOI 10.1007/978-90-368-1051-7_4,
© 2015 Bohn Stafleu van Loghum, onderdeel van Springer Media BV

> Een sportieve man – hij was toen 49 jaar oud – kreeg geleidelijk linkszijdige liespijn. In zijn jeugd had hij veel gevoetbald, maar na een kruisbandruptuur was hij daarmee gestopt. Nu speelde hij tennis en ging regelmatig joggen. Eerst waren de klachten vaag en intermitterend aanwezig. Als hij vervolgens een paar weken rust nam, verdwenen de klachten gewoonlijk weer vanzelf. In de loop van de daaropvolgende jaren werd de pijn erger en waren de episoden van pijn frequenter aanwezig. Hij besloot, toen de pijn na een bosloop weer heviger werd, om een fysiotherapeut te raadplegen. Enkele dagen na de bosloop wordt hij onderzocht. Hij is dan 53 jaar.

- **Status praesens**

De patiënt heeft in rust geen pijn. Pijn ontstaat als hij na enige tijd zitten opstaat uit de stoel en gaat lopen. Vooral de eerste passen zijn moeilijk. Hij loopt dan even mank.

4.1 Inspectie

Inspectie in stand: geen bijzonderheden.

Inspectie tijdens het gaan: de patiënt voelt pijn tijdens de afzetfase van het aangedane linkerbeen, als de heup is geëxtendeerd. Er is dan sprake van het symptoom van Duchenne[1]. Verder kantelen op hetzelfde moment het bekken en de romp iets voorover.

4.2 Algemene palpatie

Geen bijzonderheden.

4.3 Functieonderzoek

- Na een halve minuut staan op één been (abductorentest) ontstaat pijn.
- Flexie is circa 100° mogelijk. Daarna ontstaat herkenbare pijn. Het eindgevoel is hard.
- Endorotatie is sterk beperkt en pijnlijk.
- Extensie is links minder ver mogelijk dan rechts.
- Bij onderzoek van het rechterbeen worden eveneens, maar in mindere mate, mobiliteitsbeperkingen gevonden. Eindstandig is echter geen sprake van pijn.

---

1 Symptoom van Duchenne: tijdens het gaan beweegt de patiënt de romp naar opzij, in de richting van de aangedane zijde, steeds als hij op het aangedane been staat.

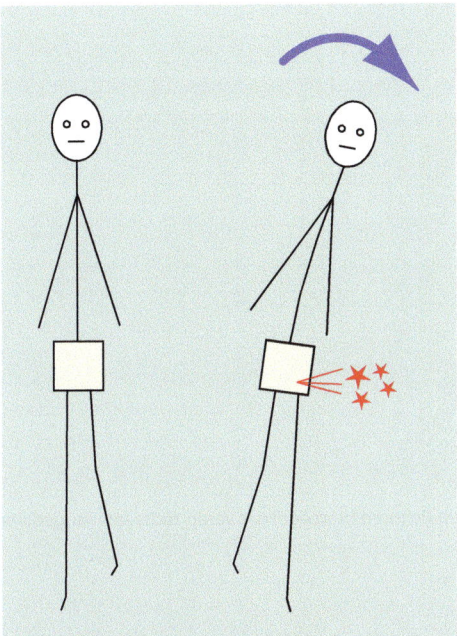

◘ **Figuur 4.1** Het symptoom van Duchenne: hierbij maakt de romp een shift in de richting van het aangedane linkerbeen zodra dat vol wordt belast.

4.4 Interpretatie

Het verhaal van de patiënt, de inspectie van het looppatroon, en de capsulaire bewegingsbeperkingen[2] wijzen alle op beginnende artrose. Links is de artrose symptomatisch, rechts (nog) niet. De leeftijd van de patiënt is opvallend laag voor een symptomatische artrose.

> **Looppatroon bij heupartrose**
> Bij inspectie van het looppatroon ontstaat vaak een eerste vermoeden van heupartrose. De volgende loopstoornissen kunnen voorkomen bij patiënten met heupartrose:
> - Het symptoom van Duchenne: hierbij maakt de romp een shift in de richting van het aangedane been zodra dat vol wordt belast (◘ fig. 4.1). Hierdoor hoeven de heupabductoren minder aan te spannen. Het symptoom van Duchenne ontstaat onder andere in geval van verzwakte abductoren. Het symptoom ontstaat ook als de patiënt heuppijn heeft bij hoge drukbelastingen. De drukbelasting binnen het gewricht vermindert namelijk aanzienlijk als de heupabductoren minder hoeven te contraheren.

---

[2] Onder een capsulair patroon verstaat men een kenmerkende volgorde van (al of niet pijnlijke) bewegingsbeperkingen die ontstaan bij irritatie van het totale gewrichtskapsel zoals bij artritis of beginnende artrose.

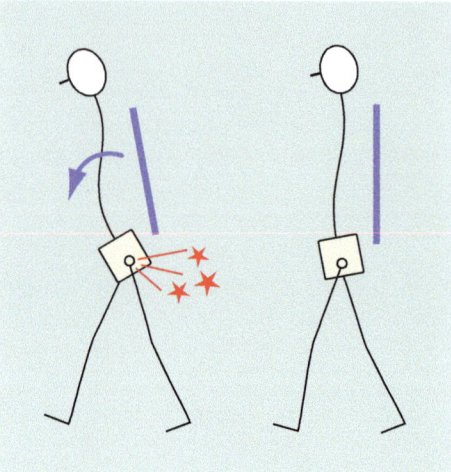

Figuur 4.2 Het bekken kantelt voorover en de romp beweegt naar voren zodra het aangedane linkerbeen zich achter bevindt.

— Het bekken kantelt voorover en de romp beweegt naar voren zodra het aangedane been zich achter bevindt (fig. 4.2). Dit komt door een beperkte, vaak pijnlijke, eindstandige extensie van het heupgewricht. Zelfs een lichte extensiebeperking leidt tot dit fenomeen omdat bij iedere stap de eindstand van het aangedane heupgewricht te vroeg wordt bereikt.

4.5 Aanvullend onderzoek

Er wordt een röntgenfoto gemaakt. Daarop zijn geringe degeneratieve veranderingen van beide heupgewrichten te zien. De gewrichtsspleet is beiderzijds enigszins versmald (fig. 4.3). Wat ook opvalt, is het vrij dikke collum femoris aan beide zijden. Een heupgewricht waarvan de femur een dergelijke vorm heeft, wordt ook wel een cam-heup genoemd. Vermoedelijk heeft deze vorm zich ontwikkeld tijdens zijn tienerjaren toen de patiënt nog intensief voetbalde (▶ par. 1.2). Figuur 4.4 toont het collum femoris van deze patiënt en die van een 38-jarige vrouw zonder heupklachten.

Diagnose

Beginnende heupartrose beiderzijds, linkszijdig symptomatisch.

4.6 Therapie

De patiënt wordt conservatief behandeld met oefentherapie. Zowel krachttraining als duurtraining horen hierbij, evenals mobiliserende oefeningen van het heupgewricht, bij voorkeur in combinatie met tractie, passieve mobilisaties en spierrekkingen[1].

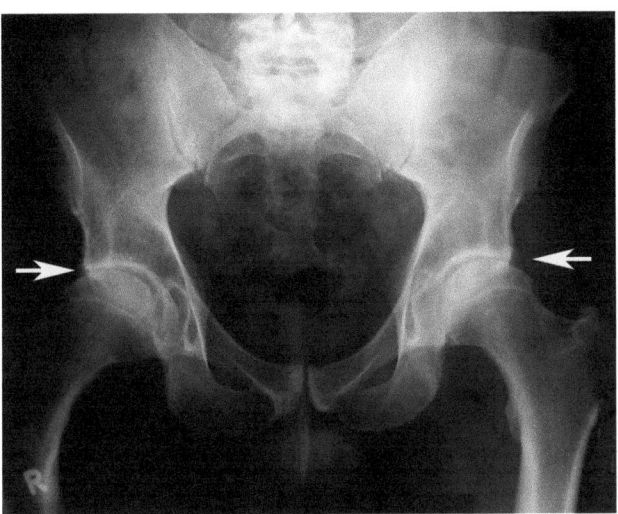

Figuur 4.3 Conventionele röntgenfoto waarop geringe degeneratieve veranderingen van beide heupgewrichten zichtbaar zijn. De gewrichtsspleet is beiderzijds enigszins versmald (*pijlen*).

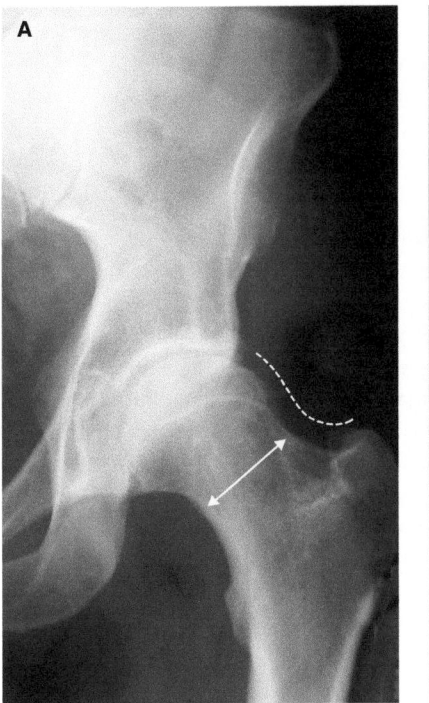 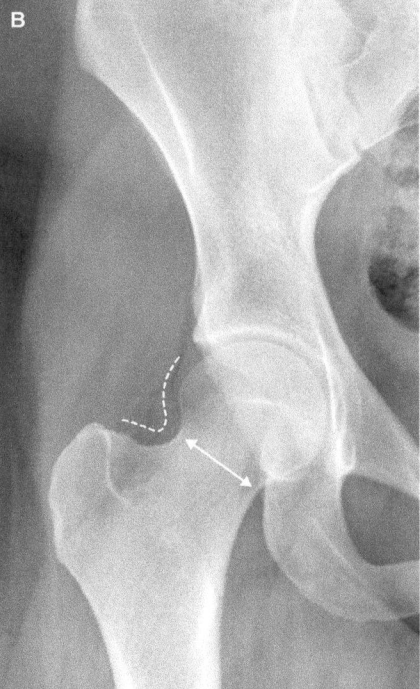

Figuur 4.4 Twee verschillende heupkoppen. **a** het linkerheupgewricht van de patiënt uit deze casus: een cam-heup. **b** het rechterheupgewricht van een 38-jarige vrouw zonder klachten. Let op de vorm (*stippellijnen*) en dikte (*pijlen*) van het collum femoris.

Vooral het mobiliseren van de extensie is van belang, omdat het heupgewricht bij het lopen steeds tot in de eindstand extendeert. Een extensiebeperking leidt altijd tot verandering van het looppatroon.

De patiënt krijgt naast fysiotherapie/kinesitherapie de nodige huiswerkoefeningen en hij krijgt het advies regelmatig te wandelen en te fietsen. Bij het tennissen en joggen is het van belang explosieve belastingen te vermijden. De kunst is om een artrotische heup niet te weinig en niet te veel te belasten.

4.7 Follow-up

In de loop van enkele maanden verminderen de klachten zodanig, dat de patiënt weer kan gaan tennissen en joggen. Wel doet hij het wat rustiger aan dan hij gewend was.

Vier jaar gaan voorbij zonder noemenswaardige klachten. Daarna komen dezelfde klachten geleidelijk weer terug, ondanks dat hij het rustiger aan doet met sporten. Nu ontstaat naast de pijn in de linkerheup ook pijn in de rechterheup. Het type pijn is hetzelfde. Dit betekent dat ook de artrotische rechterheup symptomatisch is geworden. De patiënt stopt met sporten.

Weer twee jaar later wordt de patiënt geopereerd aan zijn linkerheup en vier maanden later aan zijn rechterheup. Hij krijgt beiderzijds een klassieke totale heupprothese met een ongecementeerde metalen kop en een polyethyleen kom. Even werd nog overwogen om bij hem een resurfacing operatie toe te passen. Het ziekenhuis had echter grote twijfels over de langetermijneffecten van heupkopresurfacing en besloot daarom deze operatie niet toe te passen.

Heupkopresurfacing

De kop van een resurfacing endoprothese bestaat uit een dun metalen schaaltje dat het kraakbeen vervangt. Dit type metaal-op-metaal heupprothese wordt ook wel een sportheup genoemd, omdat de indruk bestaat dat hiermee beter kan worden gesport. Deze patiënt wilde heel graag weer tennissen en hardlopen. Recent onderzoek toont echter aan dat niet het type endoprothese bepaalt of sporten nog mogelijk is na de operatie, maar eerder de fysieke conditie van de patiënt die geopereerd wordt[2]. Aangezien heupresurfacing een ingewikkelder ingreep is, complicaties vrij vaak voorkomen, en er een minimale hoeveelheid metaalionen[3] in het bloed terechtkomt, wordt het gebruik ervan nu afgeraden. De Nederlandse Orthopaedische Vereniging (NOV[4]) adviseert haar leden zelfs om alle metaal-op-metaal endoprothesen van de heup met een grote kop (>36 mm) niet meer toe te passen totdat de veiligheid en langetermijnwerkzaamheid ervan onomstotelijk zijn aangetoond. In onderzoeksverband kan de prothese nog wel worden toegepast.

---

3   Metaalpartikeltjes slijten van de endoprothese af bij het lopen. Hierdoor kunnen kobalt- en chroomionen in de bloedbaan terechtkomen.
4   De NOV is de wetenschappelijke vereniging van orthopedisch chirurgen in Nederland. De NOV is opgericht in 1898.

4.8 Revalidatie

De revalidatie (▶ bijlage I) bij deze relatief jonge, sportieve man verloopt zeer voorspoedig en ook sneller dan gemiddeld het geval is na een totale heupoperatie.

Eerst leert de patiënt welke bewegingen de eerste twee maanden nog riskant zijn en dus moeten worden vermeden, zoals: *Eerste twee weken*
- Adductie en endorotatie van het geopereerde been.
- Bukken bij het oprapen van voorwerpen (In plaats daarvan staand op het nietgeopereerde been iets van de grond rapen en daarbij het geopereerde been achterwaarts houden).
- Een gestrekt been optillen in lig of zit.
- Autorijden.

Verder leert de patiënt goed met de krukken om te gaan. Enige behendigheid hierin wordt aangeleerd door stapoefeningen over een lijn, op een opstapje, op de trap en dergelijke. Ook leert de patiënt zijwaarts en een paar passen achterwaarts te lopen met krukken. Verder leert hij opstaan uit een stoel zonder het geopereerde been te belasten. Buiten mag hij kleine afstanden lopen, steunend op twee krukken.

Na twee weken kan de patiënt korte stukjes zonder krukken lopen en op een hometrainer fietsen. Hij leert behendig op- en afstappen op een hometrainer met lage instap door dit veelvuldig te herhalen. Traplopen is nu alternerend mogelijk. De patiënt mag buiten wat langere afstanden lopen met ondersteuning van krukken. *Na twee weken*

Na vier weken kan de patiënt bergop lopen op een loopband. Hiermee wordt zijn hart-longconditie verbeterd. *Na vier weken*

Na zes weken loopt de patiënt buiten zonder krukken en voert hij zijn actieradius op naar meer dan een kilometer. In setjes van vijftien herhalingen kan de patiënt opstaan en gaan zitten in een stoel zonder zijn handen te gebruiken. Dit verbetert de kracht van de beenspieren. *Na zes weken*

Na twee maanden krijgt de patiënt lichte sportspecifieke training in de vorm van lichtbelaste uitvalspassen (*lunges*) zijwaarts en voor-achterwaarts. Verder: conditietraining op hometrainer en loopband, allerlei vormen van behendigheid en coördinatietraining. Ook wordt 'droog' getennist in de oefenzaal, waarbij hij met een tennisracket voordoet hoe opslag, forehand en backhand worden uitgevoerd. *Na twee maanden*

Na drie maanden is de patiënt volledig gerevalideerd.

Deze patiënt wordt vier maanden na de eerste operatie ook aan zijn rechterheup geopereerd. Dezelfde opbouw wordt gevolgd als na de eerste operatie. Wel wordt na drie maanden wat meer aandacht besteed aan sportspecifieke oefentherapie om tennis mogelijk te maken. Zwaar belastende plyometrische oefeningen en explosieve krachttrainingen worden hierbij afgeraden. Vijf maanden na de tweede operatie begint de patiënt weer met tennis. Hij krijgt het advies de eerste paar maanden nog geen wedstrijden te spelen, maar in recreatief verband geleidelijk de sportbelasting op te bouwen. *Na drie maanden*

Na vijf jaar tennist de patiënt nog steeds. Gewoonlijk speelt hij dubbeltennis. Bij uitzondering speelt hij ook wel eens enkel. Hij tennist iets voorzichtiger dan hij vroeger deed omdat hij weet dat er twee kunstgewrichten zijn geplaatst. Hij is echter volledig klachtenvrij en heeft niet het gevoel dat er kunstheupen in zijn lichaam zitten. *Na vijf jaar*

Literatuur

1. Hoeksma HL-J. Manual therapy in osteoarthritis of the hip. Den Haag: Koninklijke De Swart; 2003.
2. Williams DH, Greidanus NV, Masri BA, Duncan CP, Garbuz DS. Predictors of participation in sports after hip and knee arthroplasty. Clin Orthop Relat Res. 2012;470(2):555–61.

Sporten na een totale heupartroplastiek

Koos van Nugteren

Introductie

Jonge sportieve mensen die een totale heupoperatie moeten ondergaan, vragen bijna altijd aan hun chirurg of fysiotherapeut of sporten na de operatie nog mogelijk is. Hoewel er wetenschappelijk nog niet zoveel over bekend is, zijn er inmiddels wel richtlijnen die gebruikt kunnen worden om de patiënt hierin te adviseren.

Dit hoofdstuk beschrijft de risico's die sporten met een endoprothese met zich meebrengen. Verder worden de takken van sport genoemd die men zonder veel risico kan beoefenen en de sportactiviteiten die men beter kan vermijden.

5.1   Inleiding – 46

5.2   Polyethyleenslijtage – 46

5.3   Contactsport – 47

5.4   Richtlijnen – 47

        Literatuur – 48

K. van Nugteren, D. Winkel (Red.), *Kunstgewrichten: de heup*,
Orthopedische Casuïstiek, DOI 10.1007/978-90-368-1051-7_5,
© 2015 Bohn Stafleu van Loghum, onderdeel van Springer Media BV

5.1 Inleiding

Een totale heupartroplastiek was in eerste instantie alleen bedoeld als een laatste redmiddel voor een patiënt met ernstige heupartrose of anderszins een ernstige vorm van heuppathologie. Het doel van de prothese was dat patiënten hun gewone dagelijkse bezigheden zonder pijn konden uitvoeren[1]. Voor veel ouderen geldt dit doel nog steeds. Echter, in de loop van de jaren is de kwaliteit van endoprothesen sterk verbeterd. Er worden steeds meer heupartroplastieken toegepast en er worden steeds jongere patiënten geopereerd[2]. Deze relatief jonge patiënten vragen bijna altijd aan hun chirurg of fysiotherapeut of zij na een dergelijke operatie nog kunnen of mogen sporten. Er is echter opmerkelijk weinig bekend over de risico's van sporten na een totale heupartroplastiek.

De risico's voor de heupprothese bij sportbeoefening waaraan men gewoonlijk denkt, zijn :
- Versnelde polyethyleenslijtage in geval van een metaal-op-plastic prothese.
- In geval van metaal-op-metaal prothesen: risico op het afslijten van metaalpartikeltjes en metaalionen in het bloed. De impact van deze ionen is nog niet helder.
- Aseptische loslating van kop of kom, al of niet ten gevolge van de voorgaande twee punten.
- Luxatie van het kunstgewricht. De meeste luxaties treden overigens op in de eerste tien weken na de operatie ten gevolge van laagbelaste bewegingen zoals uit bed komen, schoenen aantrekken, van een toilet opstaan en dergelijke.
- Fractuur van het omringende bot. Dit zou kunnen gebeuren bij springen, sprinten of door een trauma, bijvoorbeeld een val, tijdens het sporten. Er worden echter weinig gevallen beschreven waarbij dit daadwerkelijk is gebeurd.

5.2 Polyethyleenslijtage

Bij iedere pas slijt het polyethyleen en dit wordt niet meer vervangen. Dat betekent dat een prothese op een bepaald moment versleten is. Volgens deze redenatie gaat een prothese dus een beperkt aantal kilometers mee. Personen met een passieve levensstijl zullen niet zo snel last hebben van een versleten gewrichtsprothese, ervan uitgaande dat deze netjes geplaatst is. Bij lange afstanden hardlopen – denk aan een halve of hele marathon – kan men verwachten dat het polyethyleen relatief snel afslijt. Hoewel joggen of hardlopen na een totale heupoperatie vaak goed mogelijk is bij jonge mensen[3], moet men dus rekening houden met een kortere levensduur van de prothese als deze sport frequent of zeer intensief wordt beoefend[4]. Overigens zijn wetenschappelijke publicaties niet eenduidig in hun conclusies hieromtrent. Verder moet worden opgemerkt dat de laatste jaren steeds betere materialen worden gebruikt. Het hedendaagse *crosslinked* polyethyleen blijkt duidelijk slijtvaster te zijn dan het vroeger gebruikte standaardpolyethyleen[5]. Nog slijtvaster zijn de keramische kop en kom. Zelfs na tien jaar follow-up wordt hierbij geen slijtage waargenomen[6]. Nadeel van keramiek is echter dat het bros is en dus makkelijker breekt als er grote krachten op komen.

5.3 Contactsport

Bij contactsporten zoals voetbal en rugby kan gemakkelijk letsel ontstaan, bijvoorbeeld door een val. Het kunstgewricht kan daarbij luxeren of er kan loslating optreden tussen een prothesedeel en het bot. Verder kan aangrenzend bot breken door een val. De vraag hierbij is niet zozeer of de patiënt dit type sport kan beoefenen, maar eerder of de patiënt het verhoogde risico aandurft. Onderzoek toont dat veel patiënten niet meer terugkeren naar hun oude sportactiviteit omdat (para)medici dit afraden[5], en vanwege angst op het ontstaan van ernstige letsels[7].

> **Hoeveel mensen gaan sporten na een totale heup- of knieartroplastiek?**
> Williams et al.[8] volgden honderden patiënten met een totale heup- of knieartroplastiek. Allerlei typen prothesen waren hierbij aanwezig, inclusief de metaal-op-metaal heupresurfacing, ook wel sportheup genoemd. Zij onderzochten welke personen uiteindelijk weer konden sporten.
> Resultaten van het onderzoek:
> - Na een totale heupprothese zag men een toename in sportdeelname van 36% preoperatief naar 52% vijf jaar postoperatief. Wel was er een vermindering van het aantal sporten dat men nog kon beoefenen[9].
> - Na een totale knieprothese zag men een afname in sportdeelname van 42% preoperatief naar 34% postoperatief[5].
> - *Afname* in sportparticipatie zag men vooral bij hoge-impactsporten zoals badminton en tennis, en bij hoogimpact dansen zoals breakdancing.
> - Het maakte nauwelijks uit welk type prothese was gebruikt tijdens de operatie. Wel gaf de *hemi*prothese van de knie duidelijk betere resultaten dan de *totale* knieprothese.
> - Het zijn vooral patiëntspecifieke factoren die bepalen of de patiënt na de operatie kan gaan sporten. Sportieve patiënten met een hoog activiteitenniveau hebben de meeste kans na de operatie weer te gaan sporten.

5.4 Richtlijnen

In het algemeen zijn relatief jonge patiënten met een goede fysieke conditie na de revalidatie in staat om weer te sporten. Voor alle patiënten geldt dat voldoende tijd moet worden uitgetrokken voor het herstel van weke delen na de operatie en voor sportspecifieke revalidatie. Spierkracht, stabiliteit, coördinatie en mobiliteit moeten eerst worden geoptimaliseerd.

Bepaalde sporten kennen een verhoogd risico op versnelde slijtage of schade aan de prothese. Dit is tevens afhankelijk van de intensiteit waarmee de sport wordt beoefend, de frequentie en de duur van de belasting. Topsport wordt in bijna alle gevallen afgeraden.

Adviezen die men in het algemeen geeft[1, 2]:
- Lage-impactactiviteiten zijn toegestaan, bijvoorbeeld: zwemmen, bowlen, (berg)wandelen, snelwandelen, hometrainer, crosstrainer, fietsen, (rustig) dansen, roeien, kanovaren, dubbelen (tennis), golfen.

- Hoge-impactactiviteiten worden afgeraden, bijvoorbeeld: squashen, basketballen, voetballen, rugbyen, hardlopen, joggen, contactsporten, hoge-impactaerobics, honkballen, snowboarden, skiën op moeilijk terrein.
- Bepaalde activiteiten zijn toegestaan als de patiënt hier een uitstekende techniek voor heeft zodat het valrisico gering is. Denk hierbij aan: skiën, langlaufen, schaatsen, skeeleren, pilatesoefeningen, paardrijden.
- Twijfelachtig zijn sporten als: schermen, honkballen, gymnastieken, handballen, hockeyen, rotsklimmen, tennissen (enkelspel), volleyballen[2].

Literatuur

1. Meira EP, Zeni J Jr. Sports participation following total hip arthroplasty. Int J Sports Phys Ther. 2014;9(6):839–50.
2. Meermans G, Bimmel R, Dolhain P, Londers J. Heup, orthopedische chirurgie en postoperatieve revalidatie. Leuven: Acco; 2014.
3. Abe H, Sakai T, Nishii T, Takao M, Nakamura N, Sugano N. Jogging after total hip arthroplasty. Am J Sports Med. 2014;42(1):131–7.
4. Ollivier M, Frey S, Parratte S, Flecher X, Argenson JN. Does impact sport activity influence total hip arthroplasty durability? Clin Orthop Relat Res. 2012;470(11):3060–6.
5. Kuzyk PR, Saccone M, Sprague S, Simunovic N, Bhandari M, Schemitsch EH. Cross-linked versus conventional polyethylene for total hip replacement: a meta-analysis of randomised controlled trials. J Bone Joint Surg Br. 2011;93(5):593–600.
6. Chana R, Facek M, Tilley S, Walter WK, Zicat B, Walter WL. Ceramic-on-ceramic bearings in young patients: outcomes and activity levels at minimum ten-year follow-up. Bone Joint J. 2013;95-B(12):1603–9.
7. Delasotta LA, Rangavajjula AV, Porat MD, Frank ML, Orozco FR, Ong AC. What are young patients doing after hip reconstruction? J Arthroplasty. 2012;27(8):1518–25.
8. Williams DH, Greidanus NV, Masri BA, Duncan CP, Garbuz DS. Predictors of participation in sports after hip and knee arthroplasty. Clin Orthop Relat Res. 2012;470(2):555–61.
9. Huch K, Müller KA, Stürmer T, Brenner H, Puhl W, Günther KP. Sports activities 5 years after total knee or hip arthroplasty: the Ulm Osteoarthritis Study. Ann Rheum Dis. 2005;64(12):1715–20.

Jarenlange pijn in het bovenbeen bij een 76-jarige man met een endoprothese van de linkerheup

Koos van Nugteren

Introductie

Hoewel een totale heupartroplastiek een van de meest succesvolle orthopedische operaties is, kan het ook wel eens mis gaan. Deze patiënt houdt na het plaatsen van de heupprothese aanhoudend pijn als hij de heup belast. Het duurt jaren voordat men erachter komt wat er nu eigenlijk aan de hand is.

6.1   Algemene inspectie en palpatie – 50

6.2   Functieonderzoek – 50

6.3   Specifieke palpatie – 51

6.4   Interpretatie – 51

6.5   Aanvullend onderzoek – 51

6.6   Therapie – 51

6.7   Follow-up – 53

6.8   Bespreking – 53
6.8.1 Wanneer is een revisieoperatie nodig? – 54

K. van Nugteren, D. Winkel (Red.), *Kunstgewrichten: de heup*,
Orthopedische Casuïstiek, DOI 10.1007/978-90-368-1051-7_6,
© 2015 Bohn Stafleu van Loghum, onderdeel van Springer Media BV

Achtergrondinformatie

> Op 68-jarige leeftijd werd een vrij vitale man geopereerd aan zijn rechterheup vanwege artrose. Hij kreeg een klassieke gecementeerde totale heupprothese geïmplanteerd. De revalidatie verliep moeizaam: de patiënt had veel pijn. Röntgenfoto's toonden echter een goede stand van de prothese. Hij bleef de daaropvolgende jaren pijn houden aan het geopereerde rechterbeen, ondanks talrijke behandelingen fysiotherapie. Meerdere malen werd opnieuw een röntgenfoto gemaakt om te kijken of de prothese los zat. Dit bleek steeds niet het geval volgens de radioloog. Zeven jaar na de operatie meldt hij zich opnieuw aan voor behandeling.
> De patiënt was circa twintig jaar geleden tweemaal aan hetzelfde been geopereerd vanwege een gecompliceerde femurfractuur. Bij de eerste operatie werd de femur met osteosynthetisch materiaal gefixeerd. Bij de tweede operatie werd een correctieosteotomie toegepast van 30 graden, omdat de fractuurdelen onder een hoek aan elkaar waren vastgegroeid. Na deze tweede operatie was hij jarenlang klachtenvrij, totdat, twintig jaar later, symptomen van artrose begonnen en hij op 68-jarige leeftijd een totale heupoperatie onderging. Niet duidelijk maar wel waarschijnlijk was de heupartrose nog een gevolg van het ongeval twintig jaar daarvoor.
> De patiënt heeft ook COPD en krijgt regelmatig kuren met prednison. Botdensitometrie toont ter hoogte van de femurhals waarden die passen bij een geringe osteopenie[1], niet bij osteoporose.

- **Status praesens**

Eigenlijk is de situatie al jaren hetzelfde: de patiënt heeft pijn in het rechterbovenbeen als hij opstaat uit de stoel en wil gaan lopen. Hij moet dan eerst even op het geopereerde rechterbeen staan alvorens te gaan lopen. Bij de eerste paar passen heeft hij het gevoel dat hij het been mee moet slepen en maakt dan een circumductie met het aangedane been. Na enkele tientallen meters verbetert het looppatroon en neemt de pijn wat af.

Soms 'knoept' de heup, alsof er iets verkeerd zit, aldus de patiënt.

6.1 Algemene inspectie en palpatie

Er is geen sprake van zwelling of warmte.
De patiënt loopt met circumductie van het aangedane been en maakt kleine passen.

6.2 Functieonderzoek

— Passieve rotaties zijn eindstandig pijnlijk.
— Flexie en abductie zijn eindstandig licht beperkt ten opzichte van de heterolaterale niet-geopereerde zijde.

---

1 Osteopenie: leeftijdsgebonden daling van de botmassa zonder dat sprake is van fracturen. Osteoporose: skeletaandoening waarbij de botmassa afneemt door verhoogde resorptie van bot.

- Weerstandstests: Flexie tegen weerstand is zeer pijnlijk. De patiënt kan in zit het been ook niet *actief* heffen vanwege onmacht en pijn. Tijdens lopen is heffen van de knieën lastig.
- Er zijn geen neurologische symptomen.

6.3 Specifieke palpatie

De m. quadriceps, de origo van de hamstrings aan de tuber ossis ischii en de heupadductoren zijn bij palpatie enigszins pijnlijk aan de geopereerde rechterzijde.

6.4 Interpretatie

Het verhaal van de patiënt suggereert een mogelijke loslating van de steel van de femurkop. Het lijkt erop dat de patiënt door op het been te staan de steel eerst goed moet vastklemmen alvorens te kunnen gaan lopen. Als de steel niet zit vastgeklemd, hangt het been aan de musculatuur die het bekken met het been verbindt, onder andere de m. rectus femoris, de hamstrings en de heupadductoren. Deze spieren zijn in het verleden veelvuldig gemasseerd omdat dit de pijn tijdelijk verminderde.

De laatste röntgenfoto's zijn enkele jaren geleden gemaakt: ze toonden geen loslating van de heup. De orthopedisch chirurg had destijds ook geen verklaring voor de pijn.

In overleg met de huisarts wordt besloten de patiënt door te verwijzen naar een andere orthopeed voor een second opinion. Opnieuw worden röntgenfoto's gemaakt evenals een botscan.

6.5 Aanvullend onderzoek

De röntgenfoto toont een goede positie van de prothese. Wel is een gebroken schroef ter plaatse van het distale deel van de prothesesteel zichtbaar. Het is niet duidelijk wat voor functie deze schroef heeft gehad. Verder is onder het cement een klein ophelderingslijntje zichtbaar ter hoogte van de bovenzijde van de prothese (fig. 6.1). Dit suggereert een loslating van de prothese.

Een botscan (scintigrafie) wordt gemaakt om te achterhalen waar de pijn precies vandaan komt. De botscan toont verhoogde activiteit rond de steel van de prothese (fig. 6.2). Ook dit beeld is verdacht voor loslating van de steel van de prothese.

Diagnose

Loslating van de steel van de totale heupprothese.

6.6 Therapie

Men besluit de patiënt opnieuw te opereren. Tijdens de revisieoperatie merkt de chirurg op dat de steel volledig los zit en eenvoudig uit de schacht kan worden

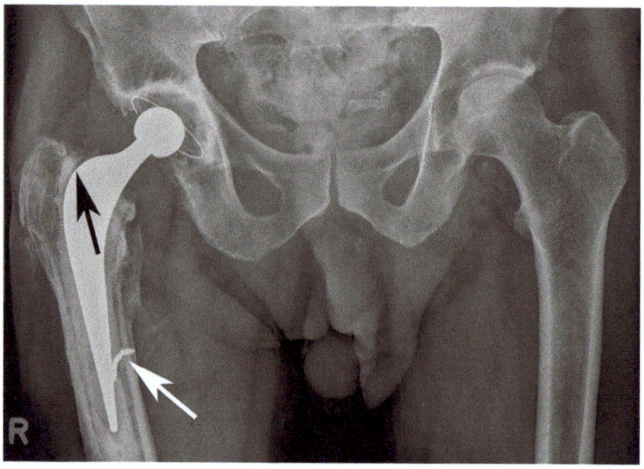

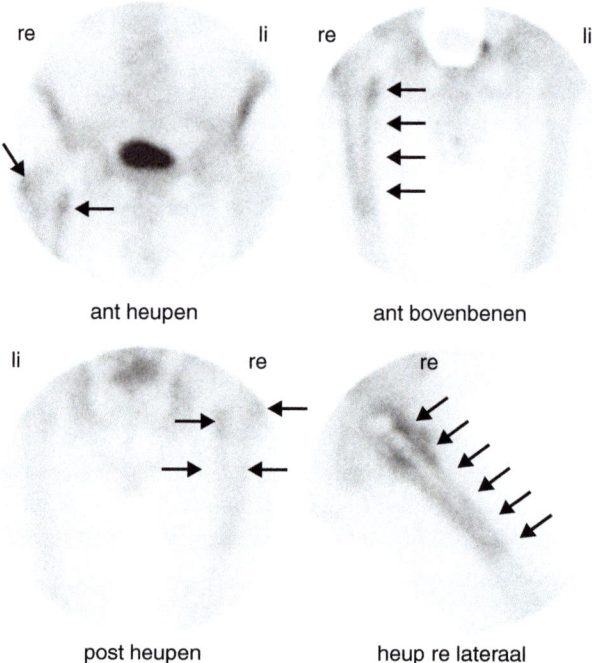

◘ **Figuur 6.1** Conventionele voor-achterwaartse röntgenfoto: De *witte pijl* toont een gebroken schroef ter plaatse van het distale deel van de prothesesteel. De *zwarte pijl* toont onder het cement een ophelderingslijntje.

◘ **Figuur 6.2** De botscan toont verhoogde activiteit (*zwartverkleuring*) rond de steel van de prothese.

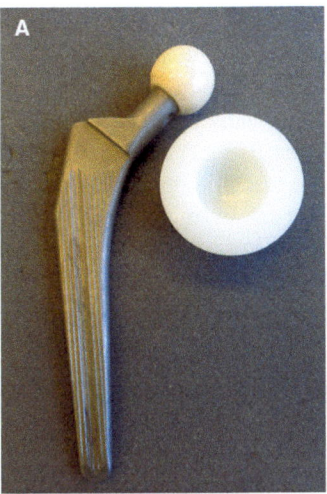 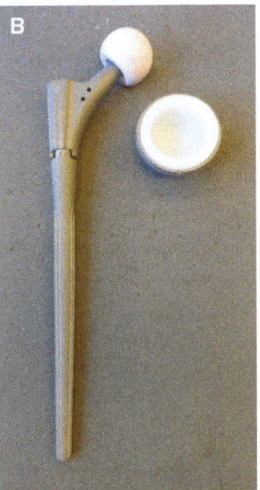

Figuur 6.3 Een revisieoperatie is complexer en ingrijpender dan een primaire totale heupoperatie. **a** reguliere (keramische) heupprothese. **b** speciale revisieheupprothese. De femurcomponent van de revisieprothese heeft een langere steel en wordt dus dieper in het femur ingebracht. Dit is nodig om voldoende steun te verkrijgen.

getrokken. Dan blijkt dat een bottransplantatie nodig is om het femur sterk genoeg te maken voor de prothesesteel. De operatie verloopt verder goed.

6.7 Follow-up

Het postoperatieve verloop is gunstig. Direct na de operatie heeft de patiënt niet meer de pijn die hij voorheen had. Het gevoel het rechterbeen steeds te moeten 'meezeulen' is volledig verdwenen. Hij krijgt opnieuw fysiotherapie, waarbij de belasting van het been geleidelijk wordt opgebouwd.

Ik zie de patiënt voor zijn COPD-klachten vijf jaar later. Hij is dan nog steeds volledig klachtenvrij waar het zijn rechterheup betreft.

6.8 Bespreking

Dit is het verhaal van een patiënt die waarschijnlijk zeven jaar heeft moeten rondlopen met een loszittende prothese. De casus toont dat het voor een orthopedisch chirurg niet altijd eenvoudig is om te beoordelen of de prothese los zit en of operatie een optie is voor de patiënt. Het verdient aanbeveling niet te lang te wachten met een botscan, omdat dit een betrouwbaar diagnosticum is.

Een belangrijk eerste klinisch symptoom voor een loslating is startpijn. Bij het functieonderzoek wordt ook vaak pijn gevonden bij eindstandige bewegingen. Vaak is sprake van nachtelijke pijn zodra men zich in bed omdraait. *Constante* nachtelijke pijn kan een aanwijzing zijn voor een infectie of stressfractuur en moet dus altijd nader worden onderzocht.

Symptomen

Een revisieoperatie is complexer en ingrijpender dan een primaire totale heupoperatie (fig. 6.3). Het risico van complicaties is hierbij dan ook groter dan na een

Revisieoperatie

primaire heupoperatie. Vooral het uit de kom schieten vormt een punt van zorg. Om dit te voorkomen kan een brace worden voorgeschreven die de patiënt enkele maanden, 24 uur per dag, moet dragen. Na een revisieoperatie is, naast luxatierisico, ook de kans op infectie groter dan na een primaire totale heupoperatie.

Dit alles heeft consequenties voor de duur van de revalidatie. Vooral in de eerste maanden moet men de belasting van het been erg voorzichtig opbouwen, omdat bij de operatie soms veel bot weggehaald is, waardoor het overgebleven bot extra kwetsbaar is. Individueel kan dit sterk verschillen. In overleg met de chirurg zal de snelheid van revalideren worden bepaald.

6.8.1 Wanneer is een revisieoperatie nodig?

Redenen voor een revisieoperatie zijn:
- Het prothesemateriaal is kapot of versleten.
- Loslating van de prothese. Dit kan gebeuren op de grens van prothese en cement, op de grens van cement en bot of, in het geval van een ongecementeerde prothese, op de grens van prothese en bot door onvoldoende botingroei in de prothese.
- Een afwijkende stand van een of meer protheseonderdelen.
- Regelmatig uit de kom schieten van de kop (luxatie).
- Infectie.

Een 60-jarige patiënt met pijn en doorzakgevoelens in de linkerheup nadat hij 10 jaar eerder was geopereerd voor een totale heupprothese

Koos van Nugteren en Cindy Walravens

Introductie

Laterale heuppijn kan allerlei oorzaken hebben. In veel gevallen is het moeilijk te achterhalen wat precies de oorzaak van de pijn is. Dat geldt in het bijzonder voor patiënten met een totale heupprothese. Naast de gebruikelijke oorzaken kan er dan ook sprake zijn van een complicatie gerelateerd aan het kunstgewricht.

Het stellen van een juiste diagnose is bij deze patiënt met laterale heuppijn extra lastig omdat in het verleden de uitslag van een röntgenfoto niet goed gecommuniceerd is.

7.1   Inspectie – 56

7.2   Algemene palpatie – 56

7.3   Functieonderzoek – 56

7.4   Interpretatie – 58

7.5   Therapie – 59

7.6   Follow-up – 60

7.7   Aanvullend onderzoek – 60

7.8   Therapie – 62

7.9   Follow-up – 62

Literatuur – 63

K. van Nugteren, D. Winkel (Red.), *Kunstgewrichten: de heup*,
Orthopedische Casuïstiek, DOI 10.1007/978-90-368-1051-7_7,
© 2015 Bohn Stafleu van Loghum, onderdeel van Springer Media BV

> Geleidelijk, in de loop van jaren, ontstond in toenemende mate laterale heuppijn bij een 60-jarige man. Hij was tien jaar eerder in Duitsland geopereerd vanwege heupartrose aan beide heupen. Beiderzijds had hij een totale heupprothese. Van de linkerheup had hij sinds de operatie eigenlijk steeds wat last gehouden.
> Vooral als hij een tijdje gezeten had, kostte het hem moeite om te gaan lopen. Hij was taxichauffeur en moest regelmatig de auto uit om de bagage van zijn klant uit de achterbak van de auto te halen. Hij had dan het gevoel door de heup te zakken. Pas na enkele tientallen meters wandelen ging het wat beter. Toch liep hij steeds wat mank. Hij liet röntgenfoto's maken om de toestand van de heup te beoordelen en uit een telefonisch consult met zijn Duitse orthopeed begreep hij dat er veel extra botvorming in de weke delen had plaatsgevonden rond beide heupgewrichten. Dat was rechts meer het geval dan links. De prothesen zaten beide echter nog goed op hun plaats.
> Toen na verloop van tijd de situatie verslechterde, werd hij door de huisarts naar de fysiotherapeut verwezen voor looptraining.

- Status praesens

De patiënt heeft in rust geen pijn. Hij loopt echter mank vanwege pijn en krachtsverlies in de linkerheup, aldus de patiënt. De pijn is het hevigst als hij begint met lopen En wordt vooral gevoeld iets achter de trochanter major. Verder heeft hij erg stijve heupen.

7.1 Inspectie

Inspectie van het looppatroon toont een sterk mankende patiënt met het symptoom van Duchenne: hij leunt sterk naar de linkerzijde als hij op het linkerbeen staat (● fig 7.1). Hij zakt dan ook enigszins door de heup. Verder neigt zijn romp naar voren als het niet aangedane *rechter*been geëxtendeerd is (● fig. 7.2). Het linkerbeen is duidelijk geatrofieerd.

7.2 Algemene palpatie

Geen bijzonderheden: er is geen sprake van warmte of zwelling.

7.3 Functieonderzoek

- In de linkerheup zijn er forse bewegingsbeperkingen in alle richtingen. Flexie is slechts circa 80 graden mogelijk.
- Van het niet-aangedane rechterbeen is de extensie beperkt: dit verklaart het naar voren neigen van de romp bij het lopen als het rechterbeen maximaal geëxtendeerd is (● fig. 7.2).

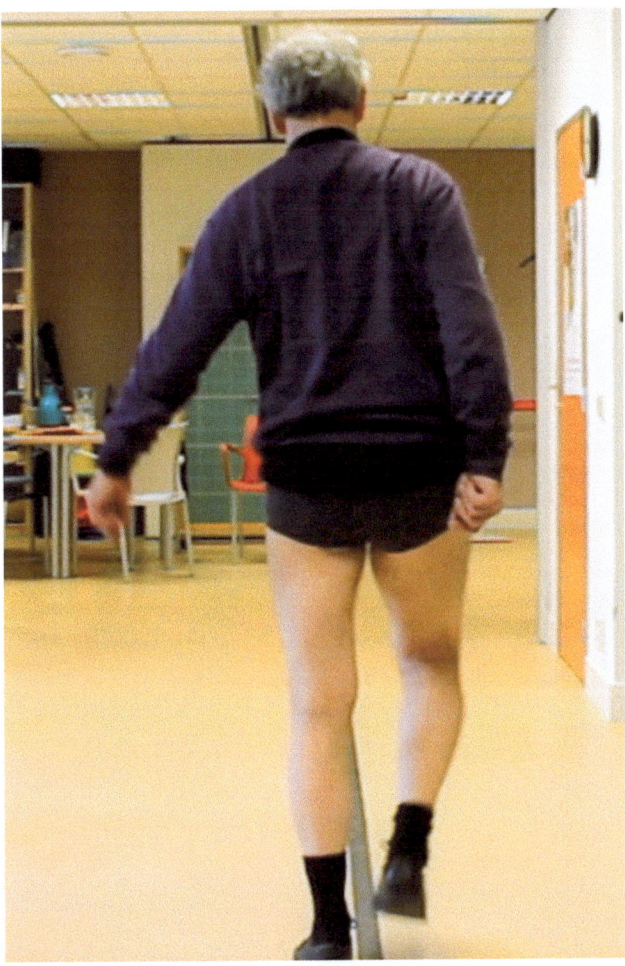

Figuur 7.1 Symptoom van Duchenne: de patiënt leunt naar de linkerzijde als hij op het aangedane linkerbeen staat. Zijn linkerarm zwaait naar opzij om het lichaamszwaartepunt nog verder naar links te verplaatsen.

- Weerstandstests tonen extreem zwakke heupabductoren aan de linkerzijde: in zijlig kan de patiënt het bovenliggende linkerbeen niet optillen vanwege pijn en zwakte. Een achterwaartse afstap van een kleine verhoging met het rechterbeen, staand op het linkerbeen, is eveneens niet mogelijk. Endorotatie tegen weerstand in ruglig met een 90° geflecteerd heupgewricht is eveneens zwak en pijnlijk (■ fig. 7.3). Dit alles suggereert disfunctie van de heupabductoren.
- De kracht in de m. quadriceps is linkszijdig duidelijk minder dan rechtszijdig; dit wordt getest door het laten heffen van gewichten op een quadricepsbank.
- Het rugonderzoek toont geen bijzonderheden. Er zijn ook geen neurologische symptomen.

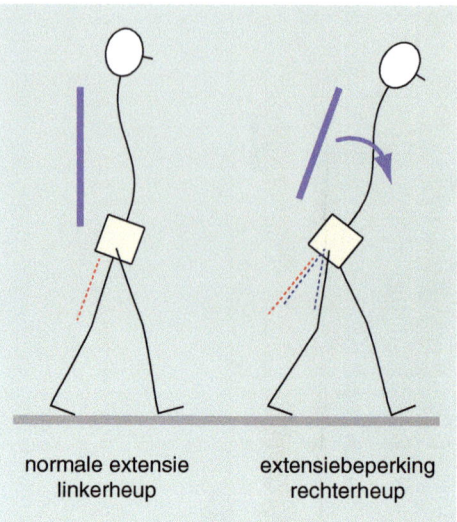

◘ **Figuur 7.2** Bij een extensiebeperking van het rechterbeen neigt de romp naar voren als het rechterbeen maximaal geëxtendeerd is.

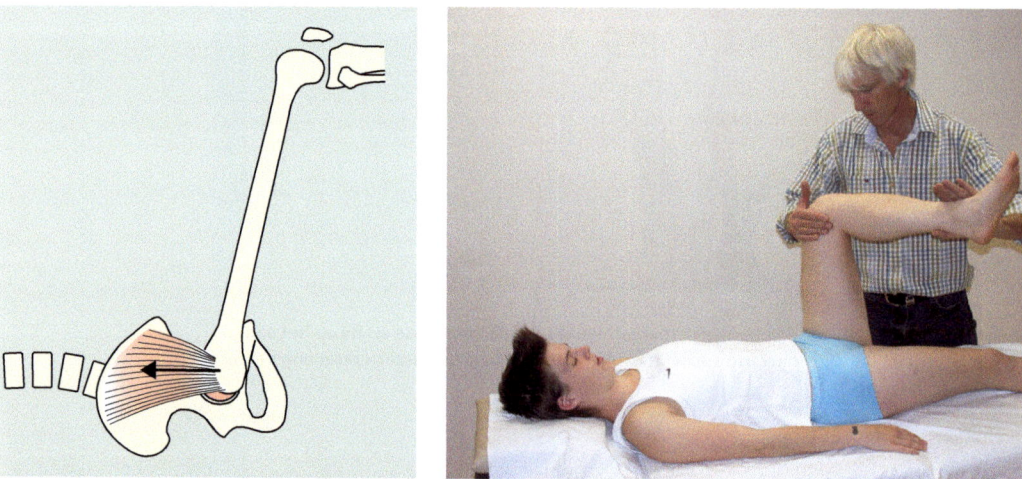

◘ **Figuur 7.3** Endorotatie tegen weerstand in ruglig met een 90° geflecteerd heupgewricht: een weerstandstest voor de heupabductoren.

7.4 Interpretatie

Men kan zich bij deze uitgebreide symptomatologie afvragen of de prothese nog goed zit. De patiënt vertelt echter dat de orthopeed in een telefonisch gesprek stelde dat de heupen juist te vast zitten vanwege de ectopische botvorming rondom de prothesen. Overleg met de huisarts over deze patiënt levert ook geen nadere bijzonderheden op.

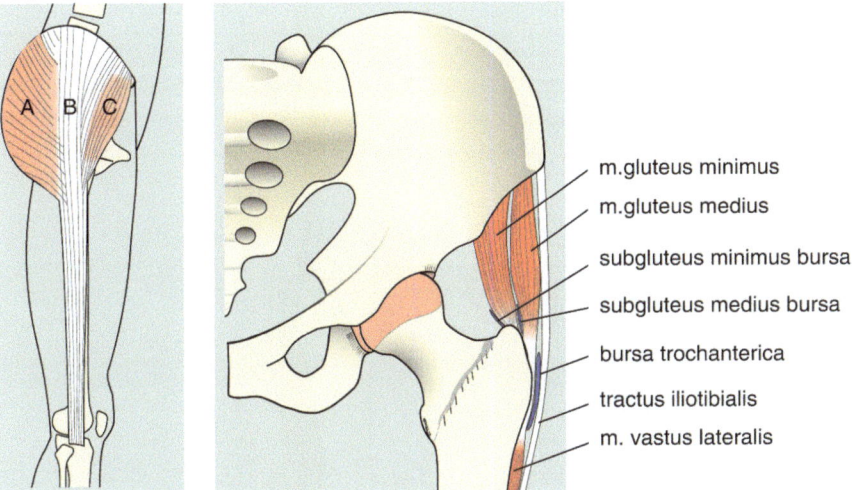

● **Figuur 7.4** Door frictie van de tractus iliotibialis (B) over de trochanter major tijdens het lopen, kan pijn ontstaan in de tussen tractus en trochanter gelegen structuren: de pezen van de heupabductoren en/of de bursa trochanterica.

Uit de weerstandstests blijkt een duidelijke disfunctie van de heupabductoren. Ik vraag mij af of deze zijn afgescheurd of dat ze om een of andere reden paretisch zijn.

Mogelijk is er sprake van een trochanter major-pijnsyndroom. Dit syndroom wordt meestal veroorzaakt door een degeneratie en/of een partiële ruptuur van de heupabductoren: door frictie van de tractus iliotibialis over de trochanter major tijdens het lopen ontstaat pijn in de structuren die zich tussen tractus en trochanter bevinden. Dit zijn de – vaak gedegenereerde en/of gescheurde – pezen van de heupabductoren en de bursa trochanterica (● fig. 7.4). Bij pijn die afkomstig is van de pezen, noemt men dit een tendinose. Bij pijn van de bursa noemt men dit een bursitis trochanterica. De algemene term is een trochanter major-pijnsyndroom.

Werkdiagnose

Tendinose van extreem zwakke heupabductoren. Mogelijk zijn er rupturen.

7.5 Therapie

- De patiënt krijgt voor het dagelijks leven een stok in zijn rechterhand. De heupabductoren hoeven dan niet zo krachtig aan te spannen als hij tijdens het lopen op zijn linkerbeen staat. De belasting op het heupgewricht halveert hiermee. Direct is het looppatroon van de patiënt veel beter en hij heeft daarbij veel minder pijn.
- Hij krijgt krachttraining voor zijn bovenbeenspieren, met name voor de geatrofieerde m. quadriceps. Het doel hiervan is *hypertrofie*, zodat de tractus iliotibialis naar lateraal wordt 'gedrukt' en er minder frictie ontstaat ter plaatse van de trochanter major (● fig. 7.5).
- Krachttraining voor de heupabductoren:

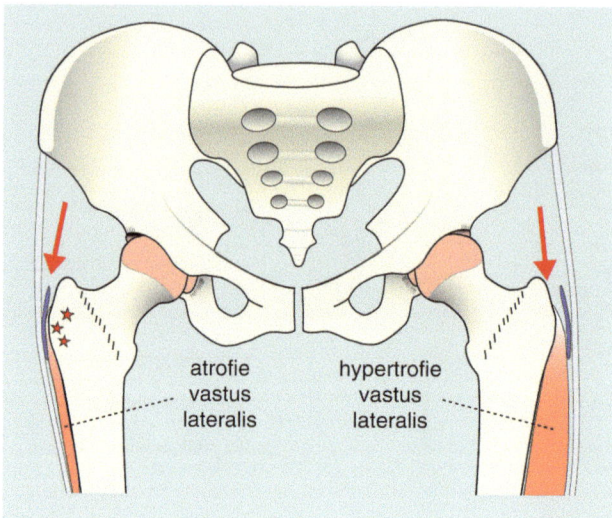

Figuur 7.5 Door hypertrofie van de m. quadriceps wordt de tractus iliotibialis naar lateraal 'gedrukt', waardoor er minder frictie ontstaat ter plaatse van de trochanter major (*rode pijlen*).

- in zijlig: zijwaarts heffen van een gebogen been.
- Achterwaartse afstap met het rechterbeen van een zeer kleine verhoging.
- Oefenen met elastische banden: opzij duwen van de knieën in zit terwijl een elastische band de knieën bij elkaar houdt.
- Functionele looptraining, ook wel FLT genoemd, gebruikmakend van een spiegel, ganganalyse en oefeningen gericht op het herprogrammeren van motorische processen in de hersenen. Het doel hiervan is om het looppatroon met de beperkte heupfunctie die de patiënt heeft te optimaliseren.

7.6 Follow-up

De patiënt wordt maandenlang getraind in de oefenzaal van de fysiotherapiepraktijk. Het resultaat valt echter tegen. Soms lijkt het even wat beter te gaan, echter, vaak als hij veel getraind heeft, neemt de pijn ook weer toe. Het looppatroon blijft slecht als hij zonder stok loopt.

Ik vraag mij af of de heupabductoren volledig zijn afgescheurd. In dat geval is het oefenen ervan zinloos.

Na overleg met de huisarts wordt besloten om een echo van de heupabductoren te maken.

7.7 Aanvullend onderzoek

Echografie De echografie toont volledig intacte heupabductoren. Wel wordt een vettige degeneratie van de gluteus medius gevonden. We vinden dit echter een onvoldoende verklaring voor de vrij ernstige symptomen. De patiënt wordt vervolgens voor een second opinion naar een (andere) orthopeed verwezen om de stand van de heup-

7.7 · Aanvullend onderzoek

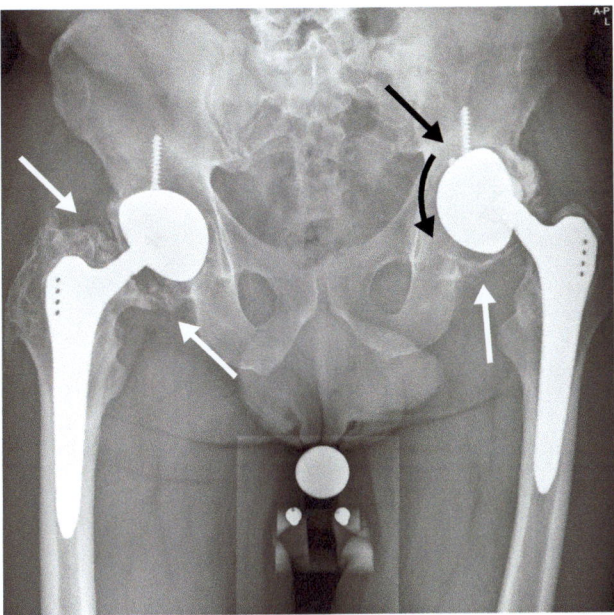

Figuur 7.6 De röntgenfoto toont een schroefbreuk en een kanteling van de cup van de prothese (*zwarte pijlen*). Verder is rond beide heupen periarticulaire ossificatie zichtbaar, *rechts* meer dan *links* (*witte pijlen*).

prothese opnieuw te laten beoordelen. Hij bezoekt nu een ziekenhuis in Nederland waar opnieuw een röntgenfoto wordt gemaakt.

De röntgenfoto toont een duidelijke loslating en extreme kanteling van de cup van de prothese. Bovendien is de fixerende schroef die de cup op zijn plaats moet houden afgebroken (fig. 7.6).

Dit verklaart waarom belasten van het been pijnlijk is. Zodra het volle gewicht op het linkerbeen wordt geplaatst, duwt de kop van de prothese tegen het bovenste randje van de cup, waardoor deze nog verder dreigt te kantelen. Contractie van de heupabductoren veroorzaakt nog meer compressie en nog meer kanteling. De patient is dus niet geneigd de heupabductoren te contraheren.

De röntgenfoto's tonen verder de uitgebreide ectopische botvorming die de mobiliteit van beide heupgewrichten zo sterk beperken. Men noemt dit ook wel periarticulaire ossificatie ofwel PAO (zie kader).

De CT-scan toont nogmaals de afgebroken schroef en de gekantelde cup. De kop van de prothese ondersteunt alleen het randje van de prothesecup (fig. 7.7).

Röntgenfoto

CT-scan

Periarticulaire ossificatie (PAO)

Periarticulaire ossificatie is een vorm van heterotope ossificatie: dit is vorming van bot waar dit niet hoort te zitten. Na totale heupoperaties is dit een zeer veel voorkomend verschijnsel. Ongeveer 80 % van de patiënten die een totale heupoperatie hebben ondergaan, ontwikkelt in meer of mindere mate periarticulaire botvorming in de weke delen. Een geringe mate van ossificatie is in het alge-

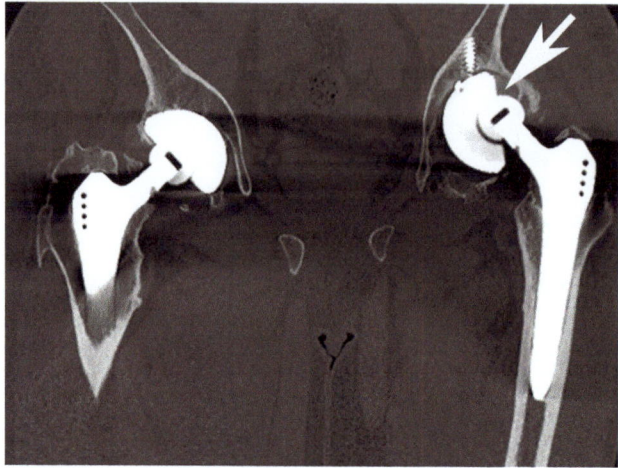

Figuur 7.7 Ook de CT-scan toont de afgebroken schroef en de gekantelde cup. De kop van de prothese ondersteunt alleen het randje van de prothesecup (*pijl*).

meen geen probleem. Bij veel botvorming kunnen echter forse bewegingsbeperkingen ontstaan. De exacte oorzaak van periarticulaire ossificatie is onbekend. De mate van ossificatie varieert van een klein plekje tot uitgebreide botvorming die het gehele heupgewricht overbrugt. Oraal toegediende NSAID's na de operatie werken preventief. Periarticulaire injecties met NSAID's hebben echter geen preventief effect[1].

Diagnose

Loslating van de cup van de totale heupprothese.

7.8 Therapie

De patiënt wordt geopereerd. Hij krijgt een nieuwe cup die goed wordt vastgezet. Daarna volgt een revalidatieperiode waarbij de belasting geleidelijk wordt opgebouwd.

7.9 Follow-up

Onmiddellijk na de operatie voelt de patiënt dat de linkerheup weer goed belastbaar is. Hij loopt veel beter dan voor de operatie en nu zonder pijn. Het symptoom van Duchenne is nagenoeg verdwenen. Zijn *rechter*heup heeft nog steeds een extensiebeperking en het looppatroon is daardoor nog steeds niet perfect. De romp helt

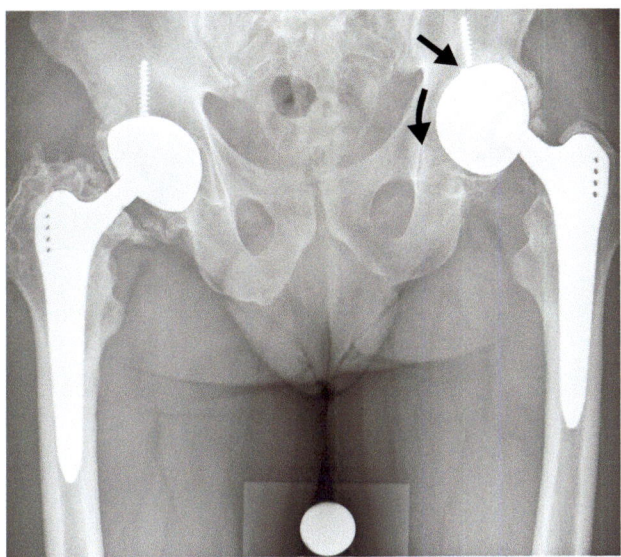

Figuur 7.8 Een röntgenfoto die twee jaar eerder is gemaakt, toont al een schroefbreuk en een kanteling van de prothesecup (*pijlen*).

enigszins voorover als hij op het rechterbeen staat. Voor een fysiotherapeut is dit misschien wat onbevredigend, echter het belangrijkst is dat de patiënt weer goed kan functioneren. Hij krijgt uiteraard oefeningen om de mate van extensie te onderhouden en zo mogelijk nog iets te verbeteren.

De vraag is hoe het komt dat de juiste diagnose niet eerder is gesteld. Ik vraag de röntgenfoto's op die twee jaar eerder zijn gemaakt en die volgens de patiënt een goede stand van de prothese lieten zien. Dan blijkt dat hierop al duidelijk een breuk van de schroef is te zien en een kanteling van de prothesecup (fig. 7.8). De radiodiagnost geeft hierbij de juiste interpretatie: cuploslating en een schroefbreuk, naast de uitgebreide ossificaties rondom het heupgewricht. Het ziet ernaar uit dat er enkele jaren geleden iets mis is gegaan in de communicatie tussen radiodiagnost, orthopeed, patiënt en huisarts.

Literatuur

1   Scott CE, Streit J, Biant LC, Breusch SJ. Periarticular infiltration in total hip replacement: effect on heterotopic ossification, analgesic requirements and outcome. Arch Orthop Trauma Surg. 2012;132(5):703–9.

Wear disease

Koos van Nugteren

Introductie

Dit hoofdstuk beschrijft hoe slijtage van de gewrichtsoppervlakken van een prothese uiteindelijk kan leiden tot loslating van een prothesecomponent. Verder worden technische ontwikkelingen besproken die moeten leiden tot een langere levensduur van de prothese.

8.1 Inleiding – 66

8.2 Aseptische loslating: het mechanisme – 66

8.3 Factoren – 66

8.4 Betere materialen – 68

Literatuur – 68

K. van Nugteren, D. Winkel (Red.), *Kunstgewrichten: de heup*,
Orthopedische Casuïstiek, DOI 10.1007/978-90-368-1051-7_8,
© 2015 Bohn Stafleu van Loghum, onderdeel van Springer Media BV

8.1 Inleiding

Bij iedere stap slijt een prothese, vooral de polyethyleen kom (fig. 8.1). Kleine partikels (deeltjes) van het oppervlak van het kunstgewricht komen los. Als dit fenomeen na verloop van tijd klachten veroorzaakt, noemt men dit *particle disease* of *wear*[1] *disease*. De partikels worden niet alleen vrijgemaakt van de articulerende gewrichtsvlakken, maar ook overgangsgebieden tussen prothese, cement en bot zijn gevoelig voor slijtage. Bij jonge, actieve mensen zal de slijtage uiteraard groter zijn dan bij passieve ouderen. De meeste slijtagepartikels komen in de gewrichtsruimte terecht binnen het gewrichtskapsel. Tot op zekere hoogte is het gewrichtskapsel in staat op fysiologische wijze deze deeltjes af te voeren naar de lymfeklieren en de omringende weefsels. Zodra de concentratie deeltjes in het gewricht te hoog wordt, kunnen synovitis en hydrops ontstaan met de bijbehorende symptomen.

8.2 Aseptische loslating: het mechanisme

Door drukveranderingen in het gewricht tijdens het lopen kunnen partikels in de omgeving van de bot-prothesegrens terechtkomen. Uiteindelijk kunnen zij zelfs in het hele lichaam aangetroffen worden[1, 2]. Een goed afgesloten koppeling tussen prothese en bot is in staat om vele jaren het binnendringen van slijtagepartikels tussen prothese en bot te weerstaan[3]. Als zich echter voldoende partikels op de grens tussen bot en prothese bevinden, dan zal dit leiden tot een biologische afweerreactie die niet alleen gericht is tegen de lichaamsvreemde partikels, maar ook tegen het eigen botweefsel (fig. 8.2): macrofageninfiltratie leidt tot fagocytose van de afgesleten partikels. Macrofagen en fibroblasten zullen daarbij stoffen vrijmaken die de osteoclasten (botafbrekers) activeren, waardoor op grens tussen prothese en bot geleidelijk het botweefsel verdwijnt (osteolyse). Uiteindelijk komt de prothese los te liggen.

8.3 Factoren

De volgende factoren beïnvloeden het ontstaan van osteolyse (afbraak van bot door osteoclasten)[4]:

- De aard van het afgesleten materiaal: niet ieder materiaal lokt in gelijke mate een biologische afweerreactie uit. Zo reageert het lichaam sterker op afgesleten polyethyleendeeltjes dan op cementdeeltjes.
- De hoeveelheid afgesleten materiaal.
- De aanwezigheid van afgesleten partikels op de grens tussen prothese en bot.
- De sterkte van de biologische reactie van het lichaam op lichaamsvreemde partikels.

---

1 Wear = slijtage.

8.3 · Factoren

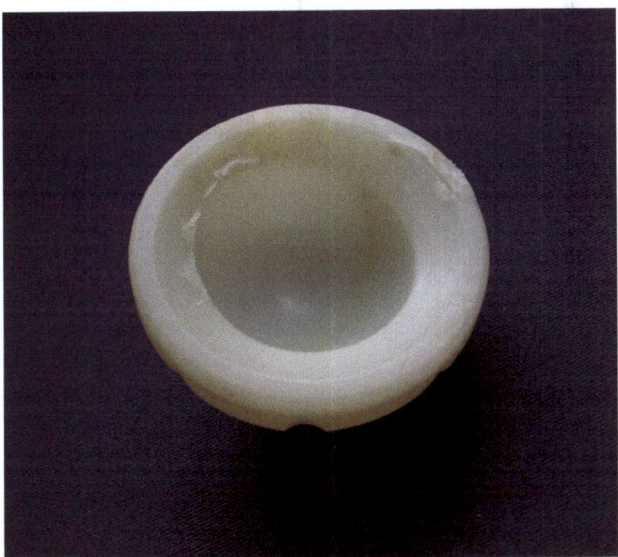

Figuur 8.1 Lichte slijtage van een polyethyleen cup van een totale heupendoprothese. Deze slijtage is opgetreden in een periode van 23 jaar. De drager leed wegens meerdere orthopedische aandoeningen een tamelijk passief bestaan.

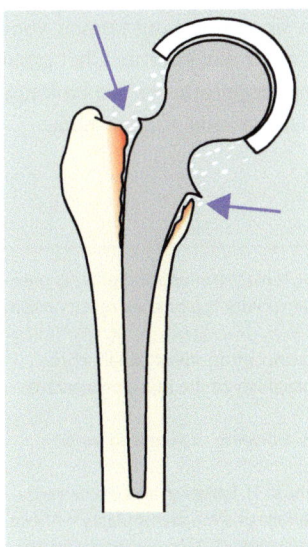

Figuur 8.2 Als er zich voldoende partikels op de grens tussen bot en prothese bevinden, dan zal dit leiden tot een biologische afweerreactie tegen het eigen botweefsel. Op het grensgebied tussen prothese en bot ontstaat een inflammatie en het bot verdwijnt.

> **Mate van slijtage**
> Veel onderzoeken zijn uitgevoerd om oorzakelijke verbanden te vinden tussen de mate van polyethyleenslijtage en osteolyse. Dumbleton et al.[5] vergeleken een groot aantal publicaties hierover en kwamen in hun review tot de conclusie dat de incidentie van osteolyse vrijwel consequent toeneemt als ook de mate van polyethyleenslijtage groter wordt. Verschijnselen van osteolyse treden niet alleen *vaker* maar ook *eerder* op bij een *hoge* mate van polyethyleenslijtage. Een kritieke waarde hierbij is een slijtage van 0,1 mm per jaar. Lagere waarden tonen vrijwel steeds slechts een geringe mate van botafbraak. Zij suggereren dat indien men in staat is de snelheid van polyethyleenslijtage te verminderen tot 0,05 mm per jaar, er waarschijnlijk helemaal geen osteolyse meer zal optreden. Het lichaam is dan in staat de afgesleten partikels te resorberen zonder nadelige gevolgen.

8.4 Betere materialen

Men gebruikt tegenwoordig materialen die steeds beter bestand zijn tegen slijtage, zoals highly crosslinked polyethyleen[6] en keramische materialen. Polyethyleenslijtage ontstaat bij recent geplaatste kunstgewrichten dan ook minder snel dan voorheen het geval was. Op middellange termijn is dit gunstige effect al aangetoond. Waarschijnlijk zal op lange termijn de prothese ook langer meegaan. Het gevolg is dat steeds vaker actieve en relatief jonge patiënten in aanmerking komen voor implantatie van een totale heupendoprothese, en veel vaker dan voorheen het geval was, gaat een kunstgewricht 'levenslang' mee. Bij de oudere prothesen die bij jonge mensen zijn ingebracht, is helaas nog dikwijls een revisieoperatie noodzakelijk.

Literatuur

1. Urban RM, Jacobs JJ, Tomlinson MJ, Gavrilovic J, Black J, Peoc´h M. Dissemination of wear particles to the liver, spleen, and abdominal lymph nodes of patients with hip or knee replacement. J Bone Joint Surg Am. 2000;82(4):457–76.
2. Dahlstrand H, Stark A, Anissian L, Hailer NP. Elevated serum concentrations of cobalt, chromium, nickel, and manganese after metal-on-metal alloarthroplasty of the hip: a prospective randomized study. J Arthroplasty. 2009;24(6):837–45.
3. Manley MT, D´Antonio JA, Capello WN, Edidin AA. Osteolysis: a disease of access to fixation interfaces. Clin Orthop Relat Res. 2002;(405):129–37.
4. Maloney WJ, Smith RL, Schmalzried TP, Chiba J, Huene D, Rubash H. Isolation and characterization of wear particles generated in patients who have had failure of a hip arthroplasty without cement. J Bone Joint Surg Am. 1995;77(9):1301–10.
5. Dumbleton JH, Manley MT, Edidin AA. A literature review of the association between wear rate and osteolysis in total hip arthroplasty. J Arthroplasty. 2002;17(5):649–61.
6. Atienza C Jr, Maloney WJ. Highly cross-linked polyethylene bearing surfaces in total hip arthroplasty. J Surg Orthop Adv. 2008;17(1):27–33.

Een 41-jarige vrouw met een rechtszijdige totale heupprothese krijgt talloze complicaties in de daaropvolgende 20 jaar

Koos van Nugteren

Introductie

Dit hoofdstuk beschrijft een extreem en zeldzaam voorbeeld van wat er allemaal mis kan gaan bij eenzelfde patiënte na een totale heupartroplastiek. Uiteindelijk grijpt men naar het laatste redmiddel, dat uitsluitend wordt toegepast als alle andere maatregelen hebben gefaald.

9.1   Therapie – 72

9.2   Follow-up – 73

9.3   Bespreking – 74

K. van Nugteren, D. Winkel (Red.), *Kunstgewrichten: de heup*,
Orthopedische Casuïstiek, DOI 10.1007/978-90-368-1051-7_9,
© 2015 Bohn Stafleu van Loghum, onderdeel van Springer Media BV

41 jaar

◆ Een sportieve, tengere vrouw was vijftien jaar lang fervent volleybalster. Zij speelde in de subtop van Nederland maar moest wegens toenemende heuppijn stoppen met volleyballen. De heuppijn werd veroorzaakt door heupartrose. De oorzaak voor een zo vroeg ontstane artrose was niet bekend. In de loop van de jaren nam de pijn geleidelijk toe. Toen zij ook pijn kreeg tijdens rustig wandelen en 's nachts in bed, besloot men de heup te opereren.

Zij was 41 jaar toen de eerste totale heup werd geplaatst (◘ fig. 9.1). De daaropvolgende tien jaar functioneerde de nieuwe heup goed. Na tien jaar ontstond echter opnieuw pijn bij belasten. In de daaropvolgende jaren nam de pijn zodanig toe, dat opnieuw röntgenfoto's werden gemaakt. Hierop was te zien dat de cup door het acetabulum heen was gebroken (◘ fig. 9.1). De cup bevond zich dus voor een deel in de bekkenholte.

53 jaar

56 jaar

◆ Een cuprevisie was noodzakelijk waarbij het gat in het acetabulum moest worden gedicht met een matje (◘ fig. 9.2). Na deze operatie functioneerde de heup gedurende drie jaar redelijk goed.

Echter, drie jaar na de revisieoperatie ontstond hevige pijn bij het maken van een simpele beweging: zij reikte met haar arm naar een bord dat op tafel stond. Door de pijn kon zij geen stap meer verzetten en moest ze naar het ziekenhuis worden gebracht. Röntgenfoto's toonden een luxatie van de prothesekop naar proximaal (◘ fig. 9.2). De kop werd teruggezet in de kom, echter in de daaropvolgende zes weken luxeerde de heup nog twee keer.

57 jaar

◆ Op 57-jarige leeftijd kreeg de vrouw laterale heuppijn, optredend tijdens wandelen. Men vermoedde een bursitis trochanterica. In het ziekenhuis werd hiervoor door de orthopeed een injectie gegeven. Deze hielp echter niet: ze kreeg in de daaropvolgende weken juist meer pijn. De patiënte had de indruk dat dit kwam omdat de spuit onzorgvuldig en niet steriel werd gezet. Drie weken na de spuit werd de rechterheup aan de laterale zijde vuurrood, warm en nog pijnlijker. Toen er ook een lokale zwelling ontstond, vermoedde de huisarts dat er sprake was van een infectie en verwees hij de patiënte direct naar het ziekenhuis. Hier werd bevestigd dat er sprake was van een infectie, niet alleen van de slijmbeurs maar ook van het heupgewricht. Zij werd direct geopereerd waarbij gentakralen[1] in het geïnfecteerde gebied werden aangebracht. Vervolgens kreeg ze ook enkele maanden infusen met antibiotica.

58 jaar

Enkele maanden later was de infectie nog steeds niet onder controle en besloot men de heupprothese te verwijderen, waarmee in feite het heupgewricht volledig verdwenen was. Men noemt dit ook wel een girdlestoneprocedure (zie kader). Bij het verwijderen van de femurcomponent ontstond een fractuur van het proximale deel van het femur (◘ fig. 9.3). Opnieuw kreeg zij gentakralen en men verwachtte binnen een jaar een nieuwe heup te kunnen plaatsen. Er volgden talloze infusen en nog zes operaties om de gentakralen te vervangen. Inmiddels was zij aan een rolstoel gebonden.

---

1 Gentakralen staan antibiotica geleidelijk af aan het geïnfecteerde gebied.

Een 41-jarige vrouw met een rechtszijdige totale heupprothese krijgt talloze ...

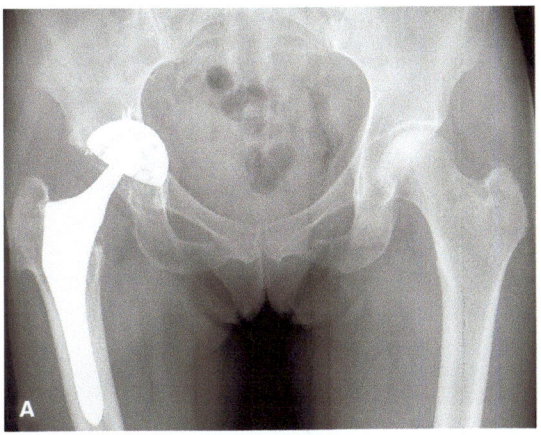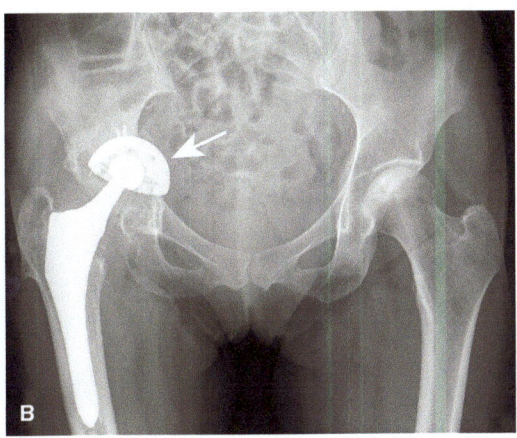

■ **Figuur 9.1** **A** De eerste totale heup werd geplaatst toen de patiënte 41 jaar was. **B** De röntgenfoto toonde dat de cup door het acetabulum heen was gebroken (*pijl*).

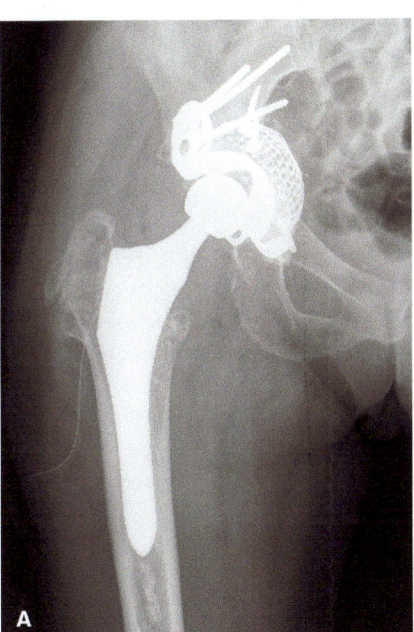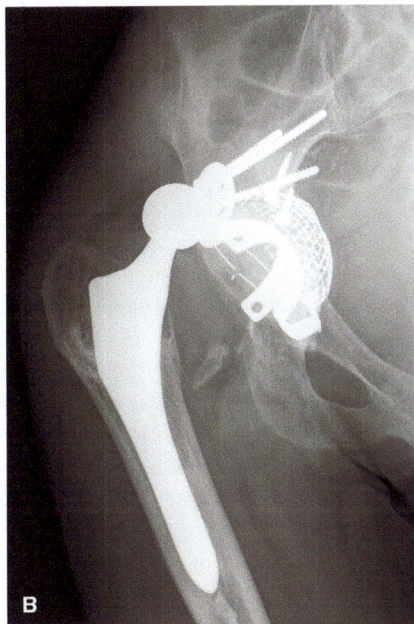

■ **Figuur 9.2** **A** Het gat in het acetabulum is gedicht met een matje. **B** De röntgenfoto toont een luxatie van de prothesekop naar proximaal.

> Na twee jaar was de bacterie verdwenen en werd een datum gepland voor het inbrengen van de derde totale heupprothese. Tijdens de operatie bleek echter dat het acetabulum te veel beschadigd was voor een goede fundering van de heupcup. Dat betekende dat de patiënte verder moest leven zonder heupgewricht. Aangezien er nu geen sprake meer kon zijn van een normaal functionerend gewricht was de patiënte voorlopig gebonden aan een rolstoel.
> De patiënte kreeg een verwijzing voor de fysiotherapeut om de kijken of het nog mogelijk was met rollator of krukken te lopen.

60 jaar

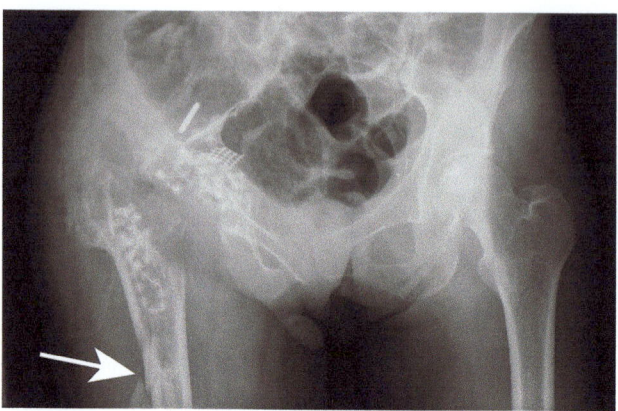

◘ **Figuur 9.3** De röntgenfoto toont de status na de girdlestoneprocedure, de gentakralen en een proximale femurschachtfractuur (*pijl*). Verder is achtergebleven osteosynthetisch materiaal zichtbaar.

Diagnose		

Status na girdlestoneprocedure.

Girdlestoneprocedure[2]

Bij een girdlestoneprocedure wordt de heupkop operatief verwijderd en 'articuleert' het femuruiteinde met het bekken. Men noemt een dergelijk 'gewricht' een pseudoartrose. De girdlestoneprocedure werd aanvankelijk toegepast bij tuberculeuze infecties van de heup. Nu wordt de procedure vooral toegepast als laatste redmiddel na mislukte totale heupoperaties.

Na verwijdering van de kop ontstaat altijd een beenlengteverkorting, gemiddeld circa 5 centimeter. Hoewel er na deze operatie geen anatomisch normaal gewricht meer aanwezig is, kan een patiënt zich vaak nog redelijk goed redden met loophulpmiddelen.

- **Status praesens**

De patiënte heeft heuppijn die toeneemt bij belasten. Zij kan nauwelijks steun nemen op het been. Bij meting blijkt dat sprake is van een klinisch beenlengteverschil van tien centimeter. Dat is veel meer dan het gemiddelde verschil van circa vijf centimeter na een girdlestoneprocedure. Dit komt vermoedelijk doordat de proximale femurstomp ver naar proximaal langs het bekken is afgeschoven.

9.1 Therapie

De therapie bestaat uit het heel geleidelijk opbouwen van de belasting van het been. Vol belasten zal waarschijnlijk niet meer mogelijk worden. Lopen met een rollator of met krukken behoort nog wel tot de mogelijkheden.

---

2 G. Girdlestone was een Engels orthopeed die leefde van 1881 tot 1950.

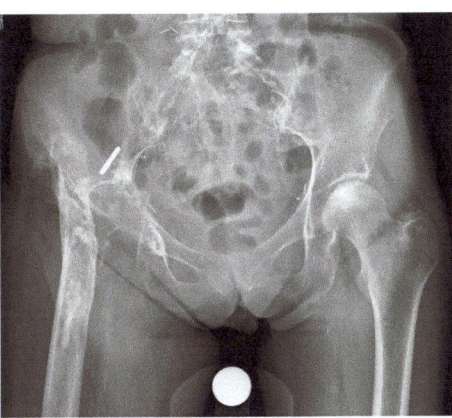

Figuur 9.4 De röntgenfoto toont dat de proximale femurstomp langs het bekken omhoog is geschoven. Verder is er nog achtergebleven osteosynthesemateriaal zichtbaar.

Verder moet de patiënte leren met een rolstoel om te gaan en de dagelijkse functies op een aangepaste manier uit te voeren. Intensieve begeleiding van een fysiotherapeut/kinesitherapeut en ergotherapeut zijn hierbij essentieel, vooral in het beginstadium.

Balanstraining op het niet-aangedane been en krachttraining van de armen zijn een belangrijk onderdeel van de therapie.

9.2 Follow-up

In de loop van twee jaar leert de patiënte met een rollator en met krukken te lopen. Met hulp van krukken verplaatst zij zich binnenshuis. Vol belasten van het aangedane been is niet meer mogelijk.

Twee jaar na de girdlestoneprocedure besluit zij nog een second opinion te vragen in een ander ziekenhuis in de hoop dat toch nog een kunstheup kan worden geplaatst. Het ziekenhuis laat opnieuw röntgenfoto's en een CT-scan maken om de stand van zaken rond het heupgewricht nauwkeurig te beoordelen.

De röntgenfoto toont dat de proximale femurstomp ver langs het bekken omhoog is geschoven. Verder is er achtergebleven osteosynthesemateriaal zichtbaar (fig. 9.4). De proximale femurschachtfractuur is goed geheeld.

De CT-scan (fig. 9.5) toont op verschillende coupes een grote ovale onderbreking van het acetabulum. Er zit een gat van 5,2 cm voor-achterwaarts en 4,1 cm in de hoogte. Verder is er forse atrofie waarneembaar van bovenbeen- en bilmusculatuur. Ten slotte is sprake van osteopenie, een daling van de botmassa. Dit alles maakt de kans klein dat een operatie succes zal hebben. Het acetabulumdefect vormt de grootste belemmering voor de operatie; de prothesecup kan hierdoor niet goed gefixeerd worden.

De patiënte zal zich moeten aanpassen aan de ontstane situatie.

62 jaar

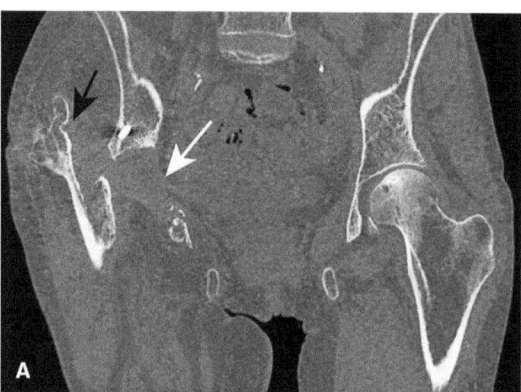 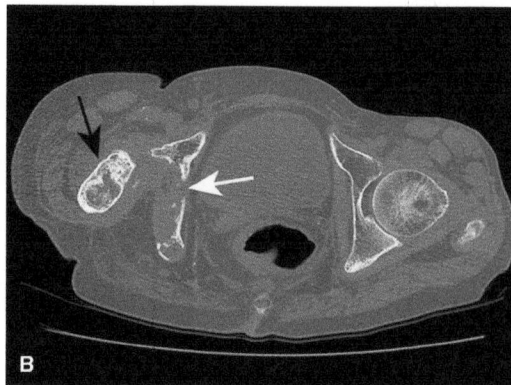

Figuur 9.5 CT-scan van het bekken en de heupgewrichten. **A** frontale doorsnede: zichtbaar is de onderbreking in het acetabulum (*witte pijl*) en de naar lateraal en craniaal verplaatste femurstomp (*zwarte pijl*). De femurkop ontbreekt. **B** transversale doorsnede: zichtbaar is de onderbreking in het acetabulum (*witte pijl*) en de lateralisatie van de femur (*zwarte pijl*). Ook hier ontbreekt de femurkop.

9.3 Bespreking

Deze casus is een extreem voorbeeld van wat er allemaal mis kan gaan na het plaatsen van een totale heupprothese. Gelukkig gebeurt dit niet vaak. De hier beschreven girdlestoneprocedure, een resectie van het heupgewricht, moet worden beschouwd als een uiterste noodprocedure na het falen van de heupartroplastiek. Hoewel de ingreep zeer ingrijpend is en veel invloed heeft op het functioneren van de patiënt, weten toch opvallend veel patiënten er op een aangepaste manier mee te leven en de situatie zoals die is ontstaan te accepteren.

Infectie

Koos van Nugteren

Introductie
Dit hoofdstuk beschrijft de oorzaken en behandelmethoden van een infectie rond een totale heupprothese. Ten slotte worden enkele preventieve maatregelen vermeld ter voorkoming van deze ernstige complicatie.

10.1   Inleiding – 76

10.2   Operaties van de geïnfecteerde heup – 76

10.3   Preventieve maatregelen – 77

Literatuur – 77

K. van Nugteren, D. Winkel (Red.), *Kunstgewrichten: de heup*,
Orthopedische Casuïstiek, DOI 10.1007/978-90-368-1051-7_10,
© 2015 Bohn Stafleu van Loghum, onderdeel van Springer Media BV

10.1 Inleiding

Infectie rond een totale heupprothese kan grote gevolgen hebben voor de patiënt. Niet zelden moet de prothese worden verwijderd om het geïnfecteerde gebied effectief te kunnen behandelen met antibioticakralen[1]. Meerdere operaties zijn dan nodig om de situatie weer te herstellen.

Incidentie Ongeveer 0,2 % van de patiënten krijgt binnen een half jaar een infectie na een primaire totale heupoperatie. Na een revisieoperatie is dit percentage wat hoger: circa 1 %[1].

Vroege infectie Treedt een infectie op binnen enkele maanden nadat de patiënt is geopereerd, dan is de bacterie meestal binnengedrongen via de operatiewond. Men noemt dit een vroege infectie. Deze behandelt men meestal zonder de prothese te verwijderen. Het gewricht wordt schoongespoeld en er worden antibioticakralen in het geïnfecteerde gebied achtergelaten. In een later stadium, als de infectie is verdwenen, moeten de antibioticakralen weer worden verwijderd.

Late infectie Ontstaat er een infectie lang na de operatie, dan is de bacterie waarschijnlijk elders het lichaam binnengedrongen. De oorzaken die het vaakst voorkomen, zijn in volgorde van frequentie: een huidinfectie, een blaasontsteking, een gebitsinfectie en een longontsteking. Via het bloed 'verhuist' de bacterie vervolgens naar de heupprothese. Men noemt dit een hematogene besmetting. De incidentie ligt rond een half procent. Risicofactoren zijn reumatoïde artritis en hemofilie[2].

Preventie Een hematogene besmetting kan ook ontstaan na kleine operaties, bijvoorbeeld een tandheelkundige ingreep bij een gebitsinfectie of een endoscopie van geïnfecteerd gebied. Het verdient aanbeveling om in dergelijke gevallen ter preventie van een hematogene besmetting kortdurend een kuur met antibiotica voor te schrijven[2].

10.2 Operaties van de geïnfecteerde heup

In veel gevallen is het nodig om de heupprothese te verwijderen om de infectie te kunnen elimineren. De chirurg plaatst dan tijdelijk een zogeheten *spacer*, een soort prothese gemaakt van cement waarin antibiotica zit verwerkt. De spacer zorgt ervoor dat de spieren rondom het gewricht in de juiste anatomische positie blijven. De definitieve prothese, die later wordt geplaatst, past dan beter. Tijdens de operatie neemt de chirurg wat vocht uit het gewricht om dit op kweek te zetten. Verder krijgt de patiënt via een infuus antibiotica toegediend.

Fysiotherapie/kinesitherapie In de tijd dat de spacer het gewricht vervangt, krijgt de patiënt spierversterkende oefeningen van de fysiotherapeut/kinesitherapeut. Verder worden – zo nodig – de spieren op de juiste lengte gehouden door middel van rekoefeningen.

Regelmatig wordt het bloed gecontroleerd op een eventueel recidief van de infectie.

Vaak zijn meerdere vervolgoperaties nodig om het gewricht te spoelen en om de antibioticakralen te 'verversen'. Als uiteindelijk de infectie verdwenen is, volgt een operatie waarbij een nieuwe prothese wordt geïmplanteerd.

10.3 Preventieve maatregelen

Bacteriën die de operatiewond infecteren, zijn vooral afkomstig uit de lucht van de operatiekamer. Verder kunnen bacteriën via de handen en instrumenten van de chirurg in de wond binnendringen.

Preventieve maatregelen bestaan uiteraard uit een goede hygiëne en goede procedures op de operatiekamer en een goede wondverzorging na de operatie. Een goede behandeling van de lucht in de operatiekamer is eveneens van belang om het risico op infectie te minimaliseren.

Hygiëne

Verder wordt een antibioticum toegediend als profylaxe, nog voordat de operatie wordt uitgevoerd. Bijkomend voordeel daarvan is dat er waarschijnlijk ook een preventief effect bestaat op postoperatieve lucht- en urineweginfecties[2].

Antibiotica

Ten slotte wordt het gebruik van botcement dat antibiotica bevat aanbevolen: het is aangetoond dat antibioticahoudend botcement een preventief effect heeft op diepe infecties van de prothese.

Botcement met antibiotica

Literatuur

1. Phillips CB, Barrett JA, Losina E, Mahomed NN, Lingard EA, Guadagnoli E, Baron JA, Harris WH, Poss R, Katz JN. Incidence rates of dislocation, pulmonary embolism, and deep infection during the first six months after elective total hip replacement. J Bone Joint Surg Am. 2003;85-A(1):20–6.
2. Nederlandse Orthopaedische Vereniging. Richtlijn totale heupprothese; 2010. ▶ http://www.mijnheupprothese.nl/richtlijnheupprothese.

Een 90-jarige, tengere vrouw met twee heupprothesen en een knieprothese valt en kan niet meer opstaan

Koos van Nugteren

Introductie

Het hoofdstuk beschrijft een 90-jarige, fragiele vrouw met twee heupprothesen en een knieprothese. Zij heeft een hoog valrisico. Complicaties ontstaan na diverse valincidenten.

11.1 Inspectie – 80

11.2 Algemene palpatie – 80

11.3 Functieonderzoek – 81

11.4 Interpretatie – 81

11.5 Beeldvormend onderzoek – 81

11.6 Therapie – 82

11.7 Follow-up – 83

K. van Nugteren, D. Winkel (Red.), *Kunstgewrichten: de heup*,
Orthopedische Casuïstiek, DOI 10.1007/978-90-368-1051-7_11,
© 2015 Bohn Stafleu van Loghum, onderdeel van Springer Media BV

> Al vele jaren kende ik deze patiënte wegens nabehandeling van allerlei letsels die zij opliep als zij gevallen was. Dat gebeurde vrij regelmatig. Zij was zeer tenger van postuur, had ondergewicht (BMI was 17), weinig spierkracht in de benen en viel regelmatig vanwege evenwichtsproblemen, draaiduizeligheid (benigne paroxismale positieduizeligheid ofwel BPPD[1]) en orthostatische hypotensie[2]. De term fragiliteit of *frailty* was bij uitstek van toepassing op deze patiënte.
>
> Zij had een prachtige woonkamer die vol lag met allerlei kleedjes waarover ze nogal eens struikelde, maar die zij absoluut niet wilde verwijderen ondanks de dringende adviezen van familie, huisarts en mijzelf. Ook weigerde ze met een rollator te lopen.
>
> In de afgelopen vijftien jaar had zij drie gewrichtsvervangende operaties gehad:
> - Vijftien jaar geleden: totale knieprothese rechts vanwege artrose.
> - Tien jaar geleden: totale heupprothese rechts vanwege artrose.
> - Zeven jaar geleden: totale heupprothese links vanwege artrose.
>
> Met de linkerheupprothese had zij weinig geluk. Deze luxeerde al enkele weken na de operatie. In het ziekenhuis werd de heupkop weer in de kom teruggeplaatst. Vervolgens kreeg zij zes weken een orthese om een recidiefluxatie tegen te gaan (fig. 11.1). Toen ik haar weer in behandeling kreeg, gaf ik uitgebreide informatie over de riskante bewegingen die een luxatie konden veroorzaken (▶ bijlage I) en die zij in het dagelijks leven moest vermijden. Echter, in de loop van vijf jaar luxeerde dezelfde heup nog vijf keer, soms door een val en soms doordat zij toch weer een verkeerde beweging had gemaakt.
>
> Toen ik haar op een keer bezocht voor behandeling van de schouder – zij was toen 90-jaar – trof ik haar liggend op de grond aan. Zij was weer gevallen.

■ **Status praesens**

De patiënte is goed bij kennis maar heeft hevige pijn rond haar linkerheup. Ze kan door de pijn het been niet goed bewegen en vraagt of ik haar op de stoel wil zetten. Daar wacht ik nog maar even mee.

11.1 Inspectie

Het aangedane linkerbeen is korter dan het rechterbeen.

11.2 Algemene palpatie

Door haar magere postuur zijn de structuren rond de heupen gemakkelijk te palperen. De trochanter major van het linkerbeen steekt wat verder naar lateraal uit en bevindt zich meer naar craniaal dan die van het rechterbeen.

---

1. BPPD: bij ouderen veelvoorkomende draaiduizeligheid die optreedt bij verandering van de positie van het hoofd ten opzichte van de ruimte. Houdingsveranderingen provoceren draaiduizeligheid. De oorzaak is gelegen in het evenwichtsorgaan.
2. Orthostatische hypotensie: bloeddrukdaling, vaak voorkomend bij het opstaan uit een stoel of uit bed. Het kan ook een bijwerking van medicatie zijn.

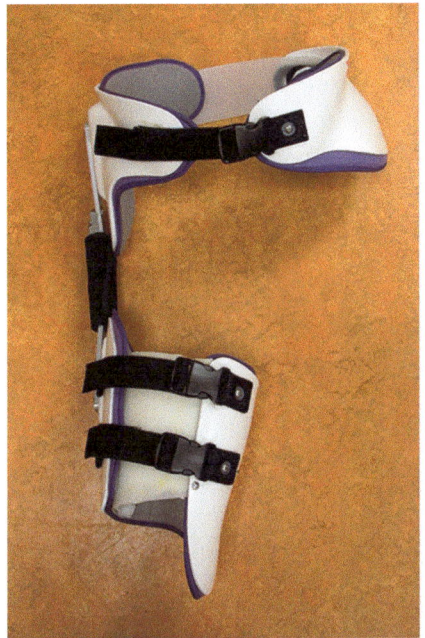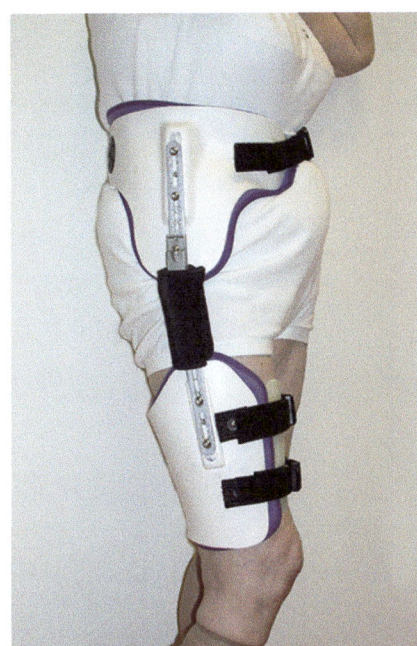

Figuur 11.1 Voorbeeld van een orthese ter preventie van een heupluxatie bij een andere patiënt.

11.3 Functieonderzoek

Het functieonderzoek voer ik niet uit. Iedere beweging is pijnlijk. Bovendien kan een fractuur niet worden uitgesloten.

11.4 Interpretatie

De 'verschuiving' van het been naar craniaal wijst op een recidief van een luxatie. De kop van de heup is waarschijnlijk uit de kom geschoten en heeft zich naar lateraal en iets naar craniaal verplaatst. Als de patiënte geen nieuwe heup had gehad, was de meest waarschijnlijke diagnose een collumfractuur geweest.

Ik zorg ervoor dat de patiënte naar omstandigheden redelijk comfortabel ligt en bel de huisarts, die direct langskomt en mijn vermoedens bevestigt.

11.5 Beeldvormend onderzoek

In het ziekenhuis wordt direct een röntgenfoto gemaakt waarop de luxatie te zien is (fig. 11.2).

Diagnose			
Luxatie van de totale heupprothese links.			

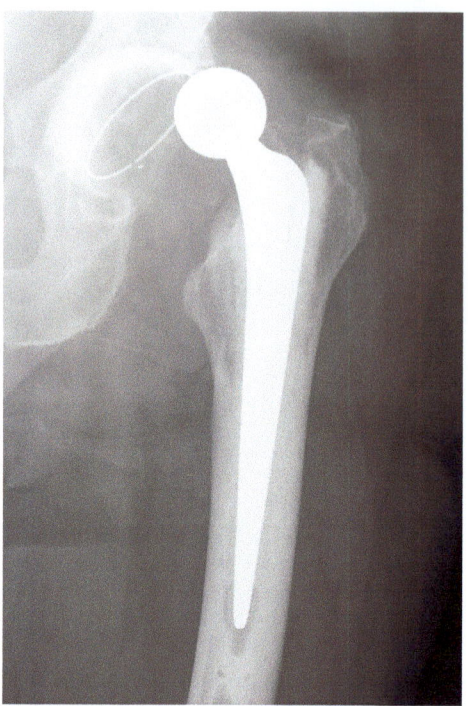

Figuur 11.2 De voor-achterwaartse röntgenfoto (deze foto is van een andere patiënt) toont een luxatie van de prothesekop.

11.6 Therapie

Dit is de zevende keer dat deze heupprothese uit de kom schiet. Waarschijnlijk is de kom nu zo beschadigd, dat binnenkort een achtste luxatie te verwachten is. De orthopeed weegt de voor- en nadelen van wel of niet opereren tegen elkaar af en besluit in overleg met de patiënte om een andere heupprothese te plaatsen met een kleiner luxatierisico. Dat betekent dus een revisieoperatie. De chirurg verwijdert de oude prothese en vervangt deze door een nieuwe prothese met een grotere kop en kom.

De oude polyethyleen cup blijkt behoorlijk beschadigd te zijn (fig. 11.3).

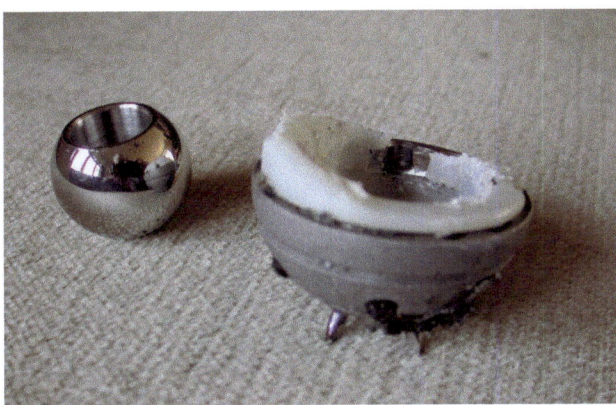
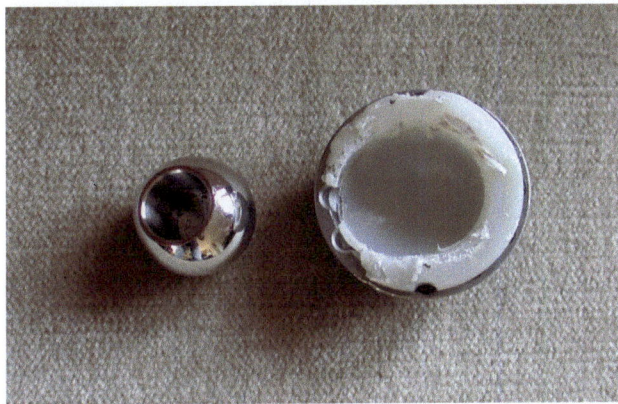

Figuur 11.3 De oude polyethyleen cup blijkt behoorlijk beschadigd te zijn.

11.7 Follow-up

De revalidatie (▶ bijlage I en II) verloopt naar omstandigheden goed. De patiënte raakt er nu wel van overtuigd dat ze met een rollator moet gaan lopen. Uiteraard wordt ook (weer) veel aandacht besteed aan evenwicht, spierkracht en coördinatie. Toch valt ze nog een keer, maar gelukkig luxeert de heup niet. Enkele jaren later wordt deze patiënte vanwege beginnende dementie opgenomen in een woonzorgcentrum voor ouderen en verlies ik haar uit het oog.

Luxatie van de heupprothese

Koos van Nugteren

Introductie

Een vrij veel voorkomende complicatie na een totale heupoperatie is de luxatie. Vooral na een revisieoperatie komt luxatie nogal eens voor. Dit hoofdstuk beschrijft beknopt de oorzaken en behandeling van luxatie van de heupprothese.

12.1 Inleiding – 86

12.2 Kopdiameter – 86

12.3 Preventie – 86

12.4 Therapie – 87

Literatuur – 87

K. van Nugteren, D. Winkel (Red.), *Kunstgewrichten: de heup*,
Orthopedische Casuïstiek, DOI 10.1007/978-90-368-1051-7_12,
© 2015 Bohn Stafleu van Loghum, onderdeel van Springer Media BV

12.1 Inleiding

Een vervelende complicatie na een totale heupoperatie is een luxatie van het kunstgewricht. De meeste heupluxaties doen zich voor in de eerste drie maanden na de operatie.

Incidentie De incidentie na een primaire totale heupoperatie bedraagt ongeveer 4 % in het eerste half jaar na de operatie[1]. Na een revisieoperatie is de incidentie duidelijk hoger: circa 14 %[1]. De posterieure luxatie komt het meest voor. Dit geldt met name als een posterieure benadering is toegepast bij de operatie[2]: het achterste kapsel is daarbij immers losgemaakt om de heupkop te bereiken.

12.2 Kopdiameter

Een risicofactor voor een luxatie is contact tussen de heuphals en de rand van de cup bij grote bewegingsuitslagen. Bij een dergelijke 'botsing' kan de kop gemakkelijk uit de kom schieten. Een slankere heuphals en een grote heupkop[2] (bijvoorbeeld 38 of 44 mm) zorgen ervoor dat contact tussen hals en cuprand minder snel optreedt en geeft dus minder risico op luxeren van het kunstgewricht. Bovendien is de mobiliteit van dergelijke endoprothesen groter dan bij kleine koppen[3]. Er zit echter een keerzijde aan dit verhaal. Gebleken is dat van traditionele metaal-op-polyethyleenmodellen meer slijtagemateriaal loskomt als gekozen wordt voor een relatief grote heupkop[4]. Dit vermindert de levensduur van de prothese.

De vraag voor de chirurg is dus: moet er gekozen worden voor een kleiner luxatierisico of voor een langere levensduur van de prothese? In geval van de 90-jarige patiënte uit ▶ H. 11 was de keuze niet zo moeilijk.

> **Richtlijn totale heupprothese**
> In de *Richtlijn totale heupprothese* van de Nederlandse Orthopaedische Vereniging[5] wordt aanbevolen om relatief grote heupkoppen (32 mm of groter) alleen te reserveren voor patiënten met een hoog luxatierisico. Verder worden voor standaardoperaties kleine heupkoppen aangeraden om de levensduur van de prothese te verlengen.

12.3 Preventie

Aangezien het luxatierisico het grootst is in de eerste maanden na de operatie, is het van groot belang de patiënt bekend te maken met de bewegingen en houdingen die riskant zijn. Het is dan ook een belangrijke taak van fysiotherapeuten/kinesitherapeuten om de patiënt veilig door de eerste maanden heen te loodsen zonder dat luxatie optreedt.

▶ Bijlage I bespreekt de postoperatieve revalidatie en gaat uitgebreid in op houdings- en bewegingsadviezen die worden gegeven ter preventie van luxatie van het kunstgewricht. Verder is het bij ouderen zinvol om preventieve maatregelen te nemen tegen vallen, zoals het wegnemen van losliggende vloerkleden in de woning, het creëren van voldoende loopruimte en het aanbrengen van beugels in toilet en badkamer.

12.4 Therapie

Conservatieve behandeling bestaat uit het terugplaatsen van de kop in de kom onder röntgendoorlichting. Vervolgens wordt het gewricht – meestal gedurende zes weken – geïmmobiliseerd door middel van een orthese (▶ fig. 11.1) of bekken-beengips[6]. De kans op een recidief na een luxatie is ongeveer 30 %.

Conservatief

Bij herhaalde luxaties wordt vaak besloten tot een revisieoperatie waarbij een prothese met een grotere kopdiameter wordt geïmplanteerd.

Operatie

Literatuur

1. Phillips CB, Barrett JA, Losina E, Mahomed NN, Lingard EA, Guadagnoli E, Baron JA, Harris WH, Poss R, Katz JN. Incidence rates of dislocation, pulmonary embolism, and deep infection during the first six months after elective total hip replacement. J Bone Joint Surg Am. 2003;85-A(1):20–6.
2. Byström S, Espehaug B, Furnes O, Havelin LI, Norwegian Arthroplasty Register. Femoral head size is a risk factor for total hip luxation: a study of 42,987 primary hip arthroplasties from the Norwegian Arthroplasty Register. Acta Orthop Scand. 2003;74(5):514–24.
3. Burroughs BR, Hallstrom B, Golladay GJ, Hoeffel D, Harris WH. Range of motion and stability in total hip arthroplasty with 28-, 32-, 38-, and 44-mm femoral head sizes. J Arthroplasty. 2005;20(1):11–9.
4. Oparaugo PC, Clarke IC, Malchau H, Herberts P. Correlation of wear debris-induced osteolysis and revision with volumetric wear-rates of polyethylene: a survey of 8 reports in the literature. Acta Orthop Scand. 2001;72(1):22–8.
5. Nederlandse Orthopaedische Vereniging. Richtlijn totale heupprothese, 2010. ▶ http://www.mijnheupprothese.nl/richtlijnheupprothese.
6. Preininger B, Haschke F, Perka C. Diagnostics and therapy of luxation after total hip arthroplasty. Orthopade. 2014;43(1):54–63.

Bijlagen

Bijlage I   Totale heupprothese: postoperatieve revalidatie – 91

Bijlage II   Oefeningen in de postoperatieve revalidatie – 107

Bijlage III Coxartrose: diagnostiek – 117

Register – 123

Bijlage I Totale heupprothese: postoperatieve revalidatie

Cindy Walravens en Koos van Nugteren

K. van Nugteren, D. Winkel (Red.), *Kunstgewrichten: de heup*,
Orthopedische Casuïstiek, DOI 10.1007/978-90-368-1051-7,
© 2015 Bohn Stafleu van Loghum, onderdeel van Springer Media BV

Inleiding

Uit verschillende onderzoeken blijkt dat fysiotherapeutische/kinesitherapeutische begeleiding van de patiënt positieve effecten heeft op functioneel herstel, spierkracht en duur van de revalidatieperiode na een totale heupoperatie[1-5]. Er zijn diverse behandelmethoden mogelijk. Een uniform revalidatieprogramma na een totale heupoperatie is lastig te bepalen vanwege een veelheid aan procedures, diversiteit van prothesen, veranderingen in het ontwerp van bepaalde prothesen en de verschillende leeftijden en condities van patiënten[6]. Hoe meer het behandelprogramma op de patiënt persoonlijk is aangepast, des te sneller en beter is het herstel[6, 7].

Het is dan ook steeds weer een uitdaging voor de fysiotherapeut/kinesitherapeut om de juiste dosering en snelheid van de revalidatie te bepalen. Wat hierna wordt besproken moet dan ook worden beschouwd als een gemiddelde richtlijn.

Voor de operatie

Krukkentraining

Voor de operatie krijgt de patiënt instructies hoe te lopen met krukken in driepuntsgang (fig. B1.1). Verder krijgt de patiënt instructies hoe een trap op en af te lopen met een kruk (fig. B1.2).

Preoperatieve fysiotherapie

Het heeft in de meeste gevallen weinig toegevoegde waarde om fysiotherapie/kinesitherapie voor te schrijven nog voordat de patiënt wordt geopereerd[8]. Er zijn echter aanwijzingen dat een erg slechte preoperatieve mobiliteit en functie het postoperatieve herstel afremmen. In dergelijke gevallen kan het toch zinvol zijn om preoperatieve fysiotherapie te geven. Preoperatieve fysiotherapie/kinesitherapie is dus vooral geïndiceerd voor de oudere patiënt met veel stoornissen in functies en beperkingen in activiteiten en met veel comorbiditeit[5]. De behandeling bestaat uit training van kracht, uithoudingsvermogen en balans, zodat het lichaam na de operatie in optimale conditie is.

Informatieverstrekking

Naast het geven van voorlichting over de operatie zelf, is het goed om patiënten erop te wijzen dat er soms complicaties optreden na de operatie, zoals diepe veneuze trombose, infectie, zenuwletsel, luxatie, een beenlengteverschil, liespijn en loslating. Er zijn aanwijzingen dat patiënten een eventuele complicatie beter accepteren als de risico's van een totale heupoperatie vooraf bekend zijn.

Overgewicht

Patiënten met overgewicht kunnen worden geopereerd. Overgewicht is niet zozeer van invloed op de mate van pijn na de operatie, maar herstel van de loopfunctie verloopt minder goed dan normaal. Hoe hoger de BMI[1], des te slechter is de loopfunctie na de operatie. Dit is tot 15 jaar na de operatie nog merkbaar. Het verdient dus aanbeveling om patiënten met fors overgewicht te adviseren af te vallen[8].

---

1 BMI = Body mass index ofwel queteletindex (QI). Dit getal is de verhouding tussen lichaamslengte en lichaamsgewicht. De waarde is de massa (in kg) van het lichaam gedeeld door het kwadraat van de lengte in meters. Een normale waarde voor volwassenen ligt tussen 18,5 en 25 kg/m².

Bijlage I Totale heupprothese: postoperatieve revalidatie

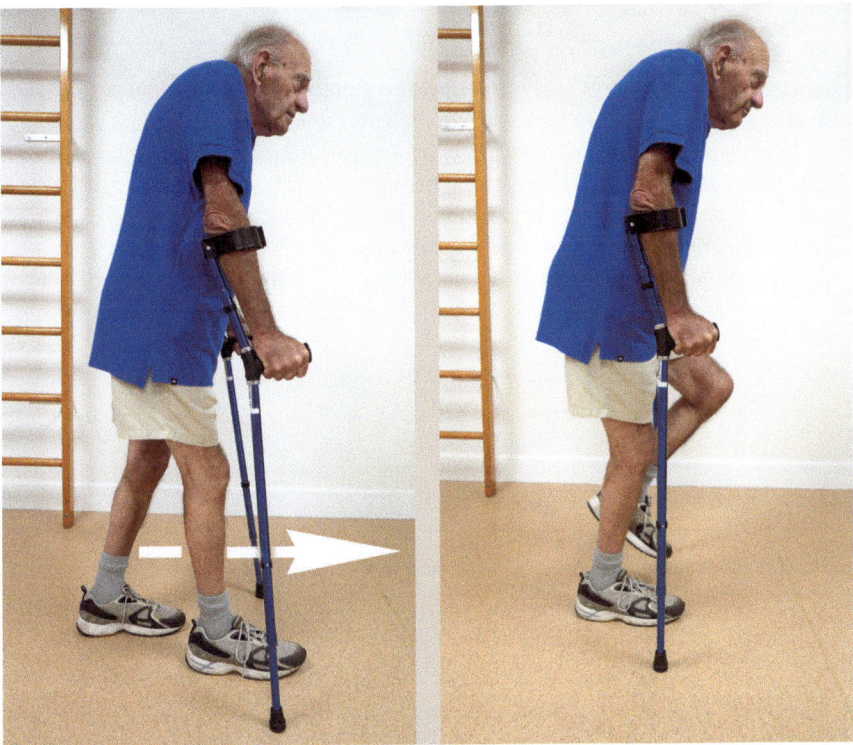

▫ **Figuur B1.1** Driepuntsgang: het aangedane rechterbeen wordt ontlast door steun te nemen op twee krukken die zich steeds opzij van het rechterbeen bevinden.

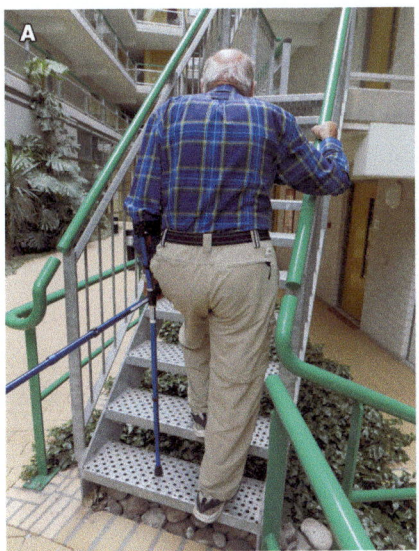 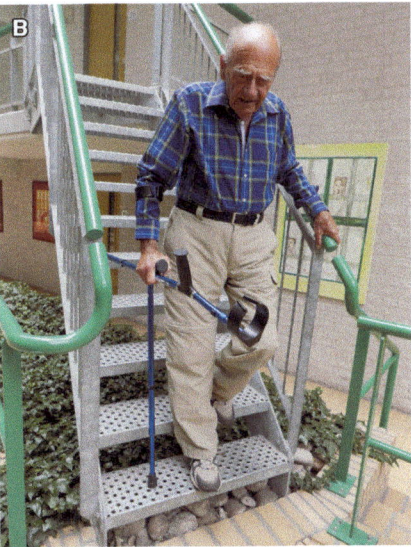

▫ **Figuur B1.2** Traplopen met krukken bij een geopereerde rechterheup. De patiënt steunt op één kruk en houdt de leuning van de trap vast met de andere hand. De tweede kruk kan worden meegenomen. Het is echter veiliger om één kruk te gebruiken bij het traplopen en thuis een extra kruk boven aan de trap neer te zetten. **A** trapoplopen. Het niet-aangedane linkerbeen wordt als eerste op de volgende trede gezet. Het andere been sluit aan. **B** trapaflopen. Het aangedane rechterbeen wordt als eerste op de volgende trede gezet. Het andere been sluit aan.

De operatie

Luxatierisico

Het type benadering heeft consequenties voor de adviezen die men de patiënt geeft om luxatie van de prothese na de operatie te voorkomen.
- Posterolaterale benadering: vermijd flexie boven 90 graden, endorotatie en adductie. Vooral de combinatie is riskant.
- Laterale benadering: het risico van luxatie is duidelijk minder dan bij de posterolaterale benadering. Wel dient men exorotatie in combinatie met flexie > 90° te vermijden. Dit geldt ook voor exorotatie in combinatie met hyperextensie.
- Anterolaterale benadering: voorkom een combinatiebeweging van hyperextensie en exorotatie.
- Anterieure benadering: luxatierisico bestaat postoperatief bij hyperextensie met exorotatie.

Na de operatie

De eerste drie dagen

De tendens bestaat om na het plaatsen van een totale heupprothese de opnameduur in het ziekenhuis zo kort mogelijk te houden en snel te mobiliseren. Als er geen complicaties optreden, wordt een patiënt soms al de tweede dag na de operatie uit het ziekenhuis ontslagen.

> **Snelle revalidatie**
>
> Uit verschillende studies blijkt dat het snel mobiliseren van de patiënt van groot belang is voor het succes van de operatie. Patiënten met snelle volledige mobilisatie lopen veel eerder met krukken, hebben een kortere opnameduur in het ziekenhuis, gebruiken minder pijnmedicatie en zijn eerder in staat ADL-taken te hervatten dan patiënten die in een later stadium met mobilisatie begonnen zijn[9-11].
>
> Passiviteit in de dagen na de operatie leidt tot een opvallend groot verlies aan spiermassa, spierkracht, meer complicaties, en een langduriger verblijf in het ziekenhuis. Daarom wordt de patiënt nu vaak 's morgens geopereerd en dezelfde middag, soms al een paar uur na de operatie[12], uit bed gehaald om te oefenen onder begeleiding van de fysio- of kinesitherapeut. Daarna wordt bedrust zoveel mogelijk vermeden[13].

In de eerste dagen na de operatie begeleidt de fysio-/kinesitherapeut de patiënt bij het maken van transfers[2], het lopen met een loophulpmiddel (loopbrug, looprek, rollator, elleboogkrukken) en bij het traplopen. De prothese, zowel de gecementeerde als de ongecementeerde, is direct na de *primaire* totale heupoperatie 100 % belastbaar[14,15]. Het niet volledig kunnen belasten komt door de pijnklachten van de weke delen en door tijdelijke spierzwakte als gevolg van de operatie[12].

---

2 Transfer: verandering van de uitgangshouding van de patiënt; bijvoorbeeld van lig naar zit of van zit naar stand.

> **Revisieoperatie**
> Na een *revisie*operatie is de belastbaarheid van de heup veel minder. Soms mag men dan wekenlang slechts 10% belasten om het verzwakte bot gelegenheid te geven sterker te worden. In enkele gevallen moet de patiënt na een revisieoperatie een brace dragen om luxatie te voorkomen. Het herstel na een revisieoperatie verloopt meestal trager dan na een primaire operatie.

Er worden enkele eenvoudige spieractiverende oefeningen voor kuit-, bovenbeen- en heupspieren met de patiënt doorgenomen. Deze oefeningen zijn goed voor de circulatie en kunnen beschouwd worden als een voorbereiding op hoger belaste spierversterking in een iets later stadium.

Ten slotte krijgt de patiënt leefregels mee waaraan hij of zij zich de eerste zes tot acht weken na de operatie moet houden. Deze leefregels zijn erop gericht om de kans op een luxatie zo klein mogelijk te houden.

De adviezen kunnen per patiënt enigszins verschillen: dit is vooral afhankelijk van het type benadering van het heupgewricht tijdens de operatie. Onderstaande adviezen gaan uit van een luxatierisico naar dorsaal na een operatie waarbij de chirurg het gewricht posterolateraal heeft benaderd. Luxatierisico ontstaat bij flexie >90°, endorotatie en adductie.

- Ga niet zitten op een lage stoel of een laag toilet: gebruik een toiletverhoging en installeer zo nodig armsteunen op het toilet.
- Gebruik een stoel met de juiste zithoogte en met armleuningen (fig. B1.6a).
- Ga niet voorover zitten (fig. B1.6b).
- Ga niet met de benen over elkaar zitten (fig. B1.6c).
- De geopereerde heup mag zich niet in adductie bevinden (fig. B1.6c) of geendoroteerd zijn (fig. B1.6e en f).
- Bij gaan staan vanuit zit, moet men eerst het geopereerde been naar voren zetten (fig. B1.7a).
- Bij het oprapen van een voorwerp van de grond moet het geopereerde been naar achteren worden gehouden, de zogeheten beenlift-techniek (fig. B1.7c). Gebruik indien mogelijk een hulpmiddel hiervoor zoals een *helping hand* (fig. B1.7e en f).
- Het is verstandig om het aan- en uittrekken van sokken, schoenen en (onder)broek door iemand anders te laten doen. Gebruik zo nodig hulpmiddelen, zoals lage schoenen met elastische veters, een lange schoenlepel of een kousenaantrekker (fig. B1.8b en d).
- Bij het omdraaien tijdens lopen: kleine passen maken om eindstandige endorotatie of exorotatie te voorkomen.
- Slaaphouding: ruglig in bed met een kussen tussen de benen (fig. B1.8e). Voor *sommige* ziekenhuizen geldt: zijlig op de niet-geopereerde zijde met een kussen onder het geopereerde been (fig. B1.8f) of zijlig op het geopereerde been, als de wond dit toelaat).
- De patiënt zorgt ervoor dat hij aan de geopereerde zijde uit bed kan stappen.
- Niet een gestrekt been heffen. Bij het verplaatsen van het aangedane been in bed moet het gezonde been het aangedane been ondersteunen (fig. B1.9a).
- Bij het in de auto stappen gaat de patiënt eerst zitten met de benen nog buiten de auto (fig. B1.9b). Daarna zet hij de voeten een voor een naar binnen

waarbij het aangedane been met de hand opgetild wordt door de patiënt zelf of door iemand anders (◘ fig. B1.9c, d en e). De autostoel staat daarbij zo ver mogelijk naar achteren, evenals de rugleuning. Het uitstappen geschiedt door de voeten een voor een naar buiten te zetten en dan pas op te staan.
- Hurken is niet toegestaan.
- Pas op voor situaties die kunnen leiden tot een infectie. Risico op infecties bestaat bijvoorbeeld bij een bezoek aan de tandarts, bij wondjes elders in het lichaam of bij ontstoken puistjes of nagelriemen[7, 16]. Meld een mogelijk risico aan huisarts of specialist. Zij kunnen zo nodig antibiotica voorschrijven.
- Adviseer de patiënt na ontslag uit het ziekenhuis maatregelen te nemen om vallen te voorkomen, bijvoorbeeld: verwijder losse matten in huis, zorg voor voldoende loopruimte en gebruik goed schoeisel of stevige pantoffels.

Als een voorste benadering is toegepast dan moet exorotatie in combinatie met eindstandige extensie worden vermeden!

De patiënt wordt uit het ziekenhuis ontslagen zodra hij veilig transfers kan uitvoeren, zelfstandig kan lopen en goed geïnstrueerd is over risicobewegingen[5].

Na drie dagen tot acht weken

Na drie of vier dagen wordt de patiënt gewoonlijk uit het ziekenhuis ontslagen en wordt verdere revalidatie overgelaten aan een eerstelijns fysiotherapeut/kinesitherapeut. Verschillende onderzoeken tonen aan dat dit positieve effecten heeft op onder andere functioneel herstel, spierkracht en duur van de revalidatieperiode[1–4, 8, 17]. Hoe meer het behandelprogramma op de patiënt persoonlijk is aangepast, des te sneller en beter is het herstel[18].

Liggen

Vanaf de vijfde dag postoperatief wordt geadviseerd twee keer per dag ongeveer een half uur plat op de rug of de buik te gaan liggen om verkorting van de heupflexoren te voorkomen[7, 12, 16].

Lopen

Gedurende de eerste zes weken na de operatie gebruikt de patiënt buitenshuis twee krukken. Hij wandelt daarmee in driepuntsgang (◘ fig. B1.1). Binnenshuis is meestal na twee weken lopen met 1 kruk mogelijk. De patiënt houdt de kruk vast aan de niet-aangedane zijde. Het 'krukkenbeleid' verschilt per ziekenhuis. Ook de leeftijd en conditie van de patiënt bepalen mede hoe snel de belasting mag worden opgebouwd. Bij niet-mobiele ouderen is het verstandig een rollator te gebruiken.

Na vier tot zes weken kan men het gebruik van krukken – of rollator – afbouwen. De actieradius wordt in alle gevallen geleidelijk uitgebreid.

Traplopen

Het traplopen gebeurt nog niet alternerend. Bij het trapoplopen wordt het gezonde been eerst op de volgende traptrede geplaatst en het geopereerde been sluit aan. Bij het trapaflopen wordt het geopereerde been eerst naar beneden gezet en het gezonde been sluit aan (◘ fig. B1.2).

Fietsen

Fietsen wordt afgeraden. De patiënt mag wel op een hometrainer waarvan het zadel hoog staat en – als de mogelijkheid bestaat – met verkorte cranks[3] (◘ fig. B1.3). In het algemeen kan men hiermee twee weken na de operatie beginnen. Met verkorte cranks lukt het fietsen in een vroeger stadium dan met lange cranks. Om de zadelhoogte juist te kunnen instellen moeten *beide* cranks korter worden afgesteld. Voor geriatrische patiënten is het op- en afstappen vaak riskant en wordt dan ook afgeraden.

---

3   De crank is de verbinding tussen de trapas en het pedaal van de fiets. Met een korte crank maakt de heup een kleinere bewegingsuitslag.

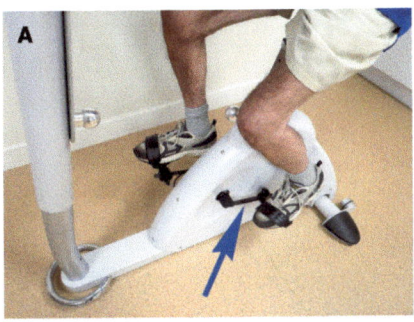 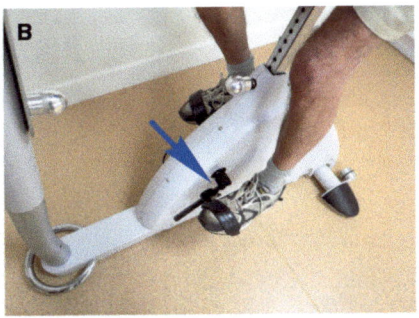

■ Figuur B1.3   A lange crank. B korte crank. Fietsen op een hometrainer is in een vroeger stadium van de revalidatie mogelijk als de crank korter is afgesteld.

De patiënt mag nog niet zelf autorijden.
Op een aangepaste manier zwemmen kan het herstel bevorderen[7, 12, 16, 19].
Aangeraden wordt om nog niet zwaar te tillen. Richtlijn is vijf kilogram maximaal. Na acht weken kan men dit geleidelijk opvoeren.

Autorijden
Zwemmen
Tillen

Oefeningen

Oefeningen zijn onder andere gericht op herstel van spierkracht, mobiliteit, coördinatie, stabiliteit en gangpatroon[5]. Vooral de kracht van de heupabductoren en de m. quadriceps moet worden getraind. Daarbij voert men de belasting op het heupgewricht geleidelijk op.

Verder probeert men de cardiovasculaire en cardiorespiratoire conditie, ofwel het uithoudingsvermogen van de patiënt te verbeteren. Dit is soms lastig te realiseren door middel van looptraining vanwege de – in eerste instantie – nog geringe belastbaarheid van de geopereerde heup. Er zijn echter aanwijzingen dat duur- en intervaltraining van de *bovenste* extremiteiten met een armergometer (■ fig. B1.4) positieve invloed heeft op het uithoudingsvermogen van de patiënt, niet alleen voor wat de armfunctie betreft, maar ook voor wat betreft de loopsnelheid. Dit effect is een jaar na de operatie nog meetbaar[20].

Ten slotte wordt functionele training aangeraden, zoals het maken van transfers.
Na twee maanden wordt meestal een röntgenfoto van de heup gemaakt om de situatie te controleren. Als alles in orde bevonden wordt, kan men het revalidatieprogramma uitbreiden. Het luxatierisico vermindert nu snel. Dat betekent dat de strenge leefregels om luxatie te voorkomen geleidelijk worden versoepeld.

Voortzetting van de fysiotherapie/kinesitherapie blijkt een significante verbetering te geven in spierkracht, loopsnelheid en functioneel herstel[21].

Het vervolg van het programma bestaat uit:
- Bilaterale krachtoefeningen voor de heupflexoren, -extensoren, en –abductoren.
- Balans-, stabiliteit- en coördinatieoefeningen.
- Functionele training, zoals blijven oefenen van transfers bij de geriatrische patiënt of beginnen met sportspecifieke training bij de vitalere patiënt.

Conditie

Functionele training
Twee tot vijf maanden postoperatief

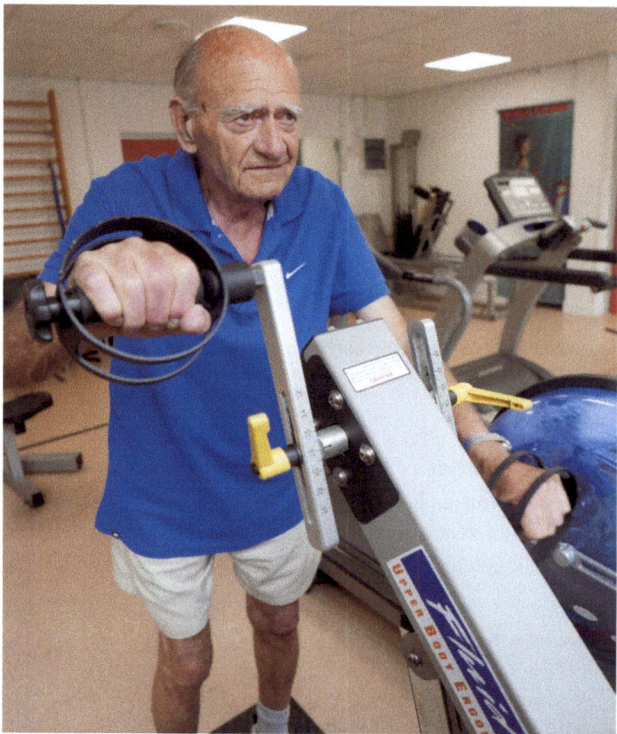

Figuur B1.4 Er zijn aanwijzingen dat duur- en intervaltraining van de bovenste extremiteiten met een armergometer positieve invloed heeft op het uithoudingsvermogen van de patiënt.

- Mobiliserende oefeningen. Men moet hierbij *niet* streven naar een *maximale* anatomische mobiliteit. Overschrijding van de grenzen van de mobiliteit van de prothese kan leiden tot een luxatie.
- Minstens dertig minuten wandelen, bij voorkeur dagelijks.
- Buiten fietsen is nu toegestaan, bij voorkeur op een damesfiets.

Het wordt aanbevolen de oefeningen minimaal drie keer per week uit te voeren[21].

Onderzoek klachten

Dat de inhoud van het huiswerkprogramma belangrijk is, blijkt uit de studie van Trudelle-Jackson en Smith[22]. De beste resultaten worden bereikt met een functioneel oefenprogramma gericht op vergroting van de spierkracht en stabiliteit van de onderste extremiteiten. Dit geeft betere resultaten dan een oefenprogramma alleen gericht op verbetering van de actieve bewegingsuitslag en isometrische oefeningen. Uit een studie van Suetta et al.[17] komt naar voren dat met specifieke weerstandstraining meer positieve resultaten te behalen zijn op de ontwikkeling van spierkracht, -massa en -functie dan met een standaard huiswerkprogramma of met neuromusculaire elektrische stimulatie. Dit onderzoek besloeg een periode van twaalf weken.

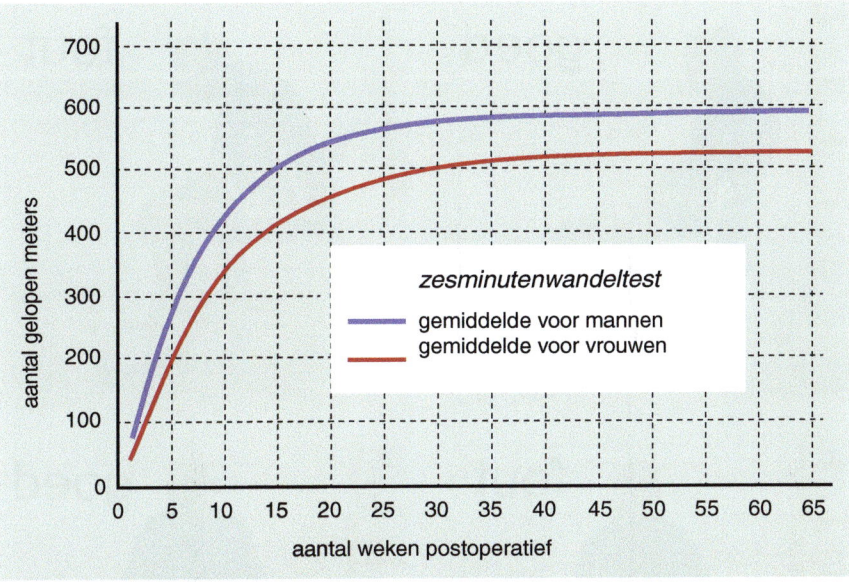

◘ **Figuur B1.5** De zesminutenwandeltest: uitkomst bij patiënten met een totale heupprothese wegens heupartrose. (Naar Kennedy[6]. Gemiddelde leeftijd: 61 jaar)

Zesminutenwandeltest

Een handige methode om de loopconditie van een patiënt te meten is de zesminutenwandeltest. De patiënt krijgt de opdracht om gedurende zes minuten zo snel mogelijk te wandelen (niet joggen of hardlopen) op effen terrein. De ruimte waarin gewandeld wordt, moet minstens twintig meter lang zijn. Men kan bijvoorbeeld heen en weer lopen in een lange gang of gebruikmaken van een loopband. Dit laatste kan alleen als de patiënt geen loophulpmiddelen meer gebruikt en goed kan lopen op een loopband.

Direct na een totale heupoperatie legt de patiënt in zes minuten slechts aflegt een geringe afstand af. Gedurende de eerste drie maanden hoort die loopafstand veel groter te worden. Daarna, tot circa acht maanden, is de vooruitgang minder snel. Na acht maanden is meestal het maximale resultaat bereikt.

◘ Figuur B1.5 toont de gemiddelde afstand die een patiënt in zes minuten kan lopen na een totale heupoperatie[6]. Men kan deze grafiek gebruiken om een indruk te krijgen van het resultaat van de revalidatie.

Samenvatting

Samenvattend komt het erop neer dat de revalidatie na een totale heupprothese het best in een vroeg stadium kan worden gestart. Het succes van de revalidatie wordt medebepaald door het herstellend vermogen van de patiënt. Een eerstelijns fysiotherapeut zal gedurende de eerste acht weken goed letten op bepaalde leefregels die de patiënt in acht moet nemen (◘ fig. B1.6 tot en met ◘ fig. B1.9). De vorm en intensiteit

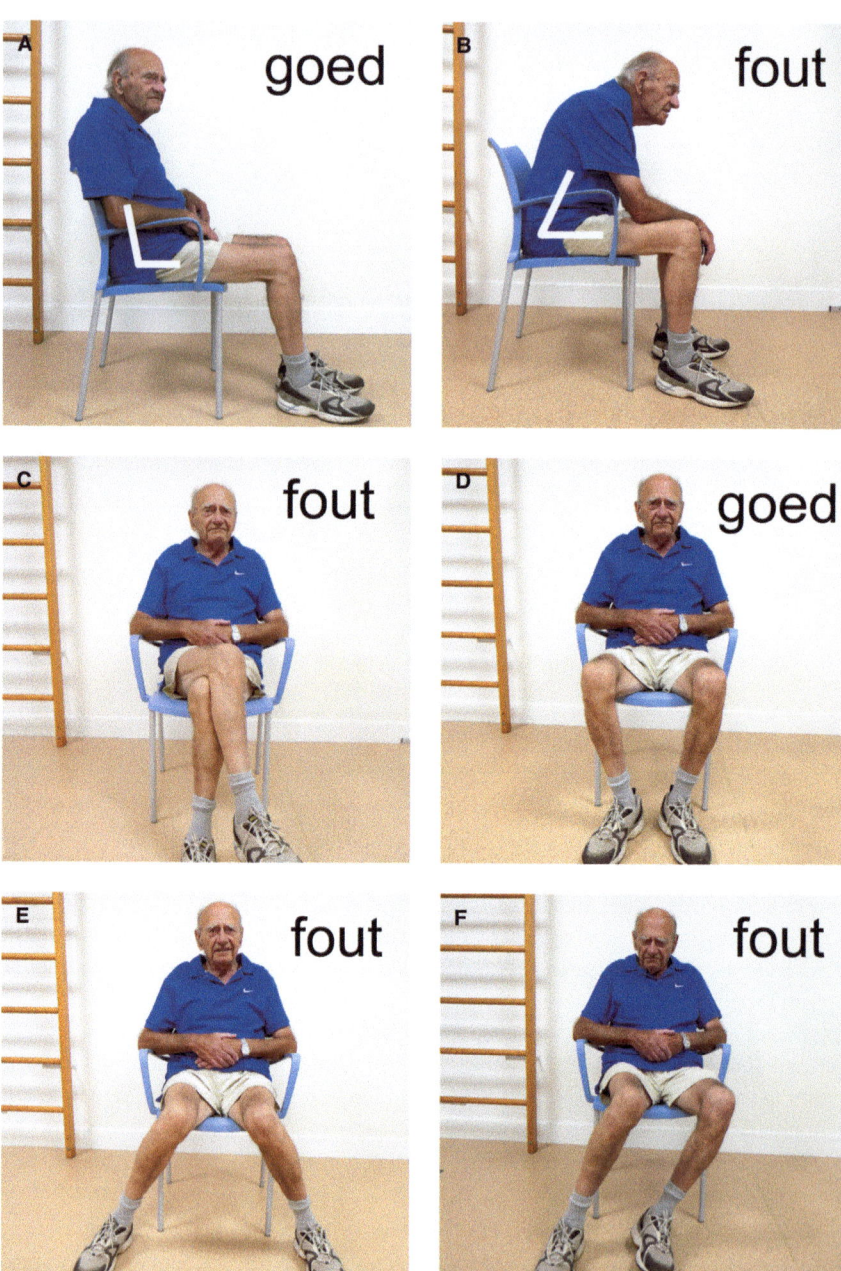

■ **Figuur B1.6** A Gebruik een stoel met de juiste zithoogte en met armleuningen. B Ga niet voorover zitten. C Ga niet met de benen over elkaar zitten. D Een juiste zithouding. E De geopereerde heup mag niet naar binnen gedraaid zijn. F De geopereerde (*rechter*)heup, *links* op de foto, mag niet naar binnen gedraaid zijn.

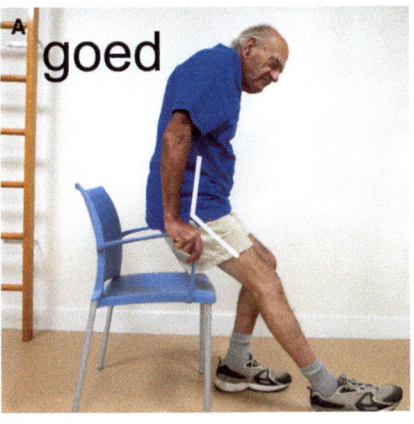 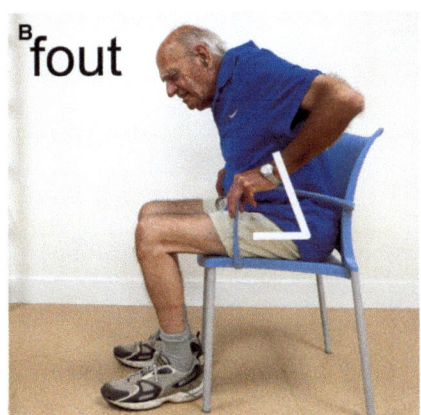
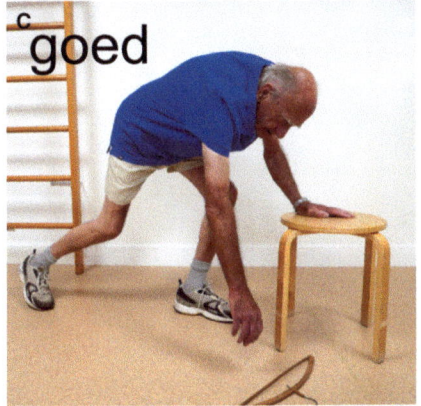 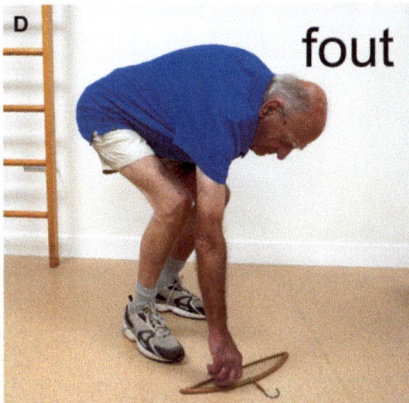
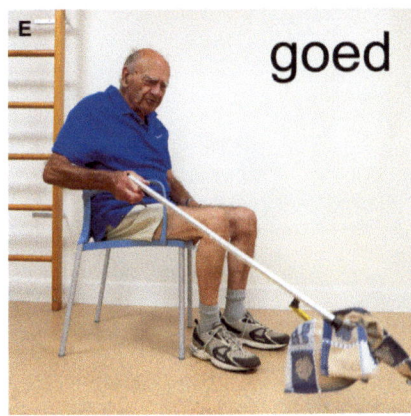 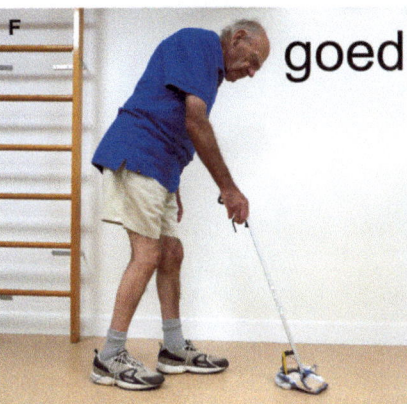

■ **Figuur B1.7** **A** Bij opstaan vanuit zit, moet men eerst het geopereerde been naar voren zetten. **B** Een foutieve manier van opstaan uit de stoel: de geopereerde heup wordt te veel gebogen. **C** Als de patiënt een voorwerp van de grond opraapt, moet hij het geopereerde been naar achteren houden. **D** Een foutieve manier van bukken: de geopereerde heup wordt te veel gebogen. **E** Gebruik van een *helping hand* in zit. **F** Gebruik van een *helping hand* in stand.

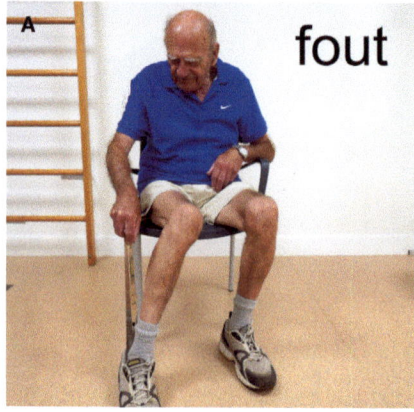
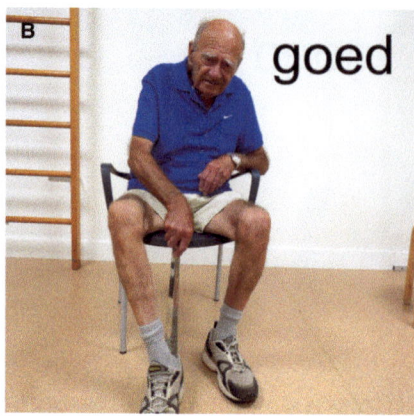
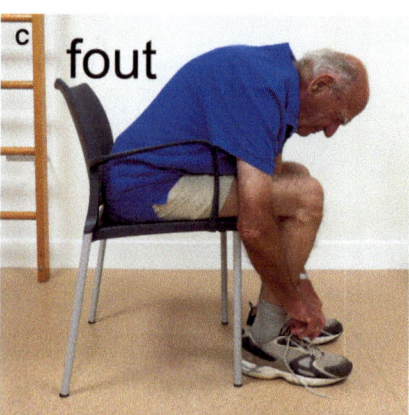
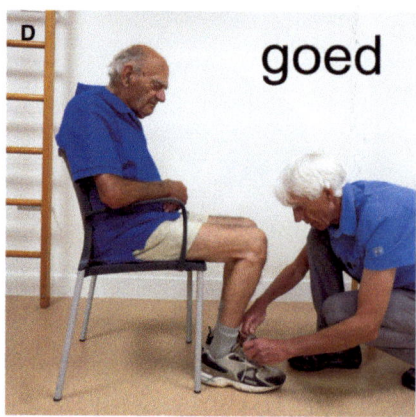
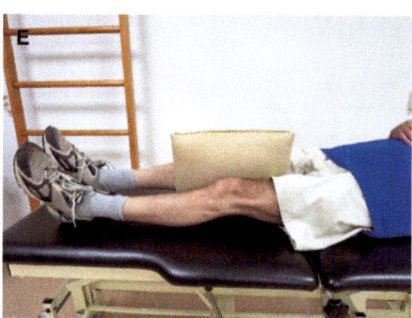
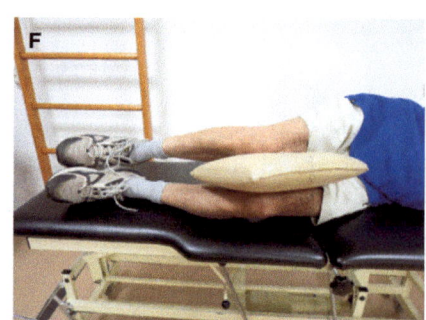

◘ **Figuur B1.8** A Een verkeerde manier van schoenen aantrekken: het geopereerde been is te veel naar binnen gedraaid. B De juiste manier van schoenen aantrekken. C Een verkeerde manier van schoenen aantrekken: de heup is te sterk gebogen. D De veiligste manier van schoenen aantrekken. E In ruglig dient de patiënt een kussen tussen de benen te leggen om te voorkomen dat hij het geopereerde been te veel naar binnen plaatst. F Zijlig op de niet-geopereerde zijde met een kussen tussen de benen. Het kussen voorkomt dat het geopereerde been te veel naar binnen wordt geplaatst.

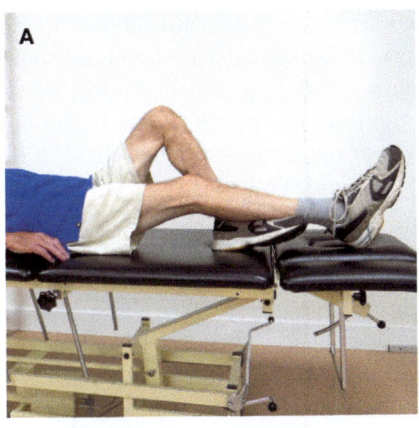
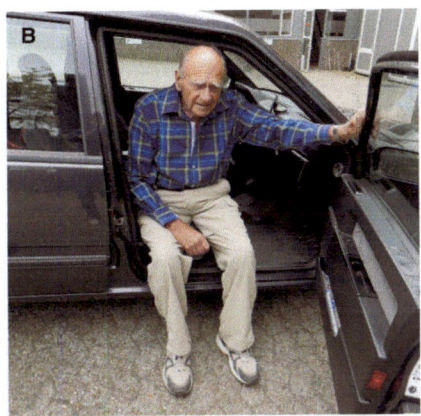
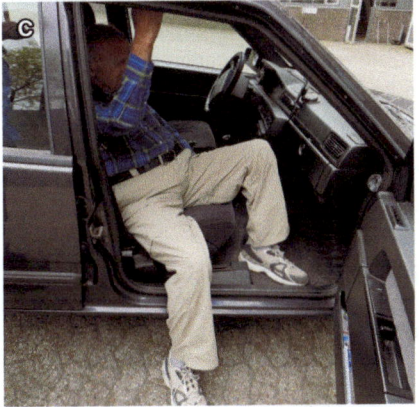
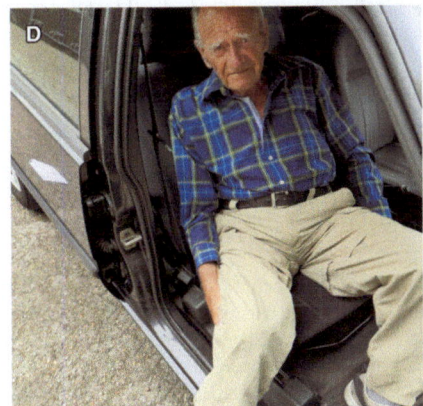
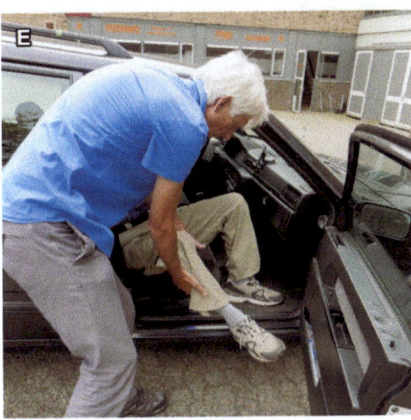

◻ **Figuur B1.9** A Bij het verplaatsen van het aangedane (*gestrekte*) been in bed moet het gezonde been het aangedane been ondersteunen. B Bij het in de auto stappen gaat de patiënt eerst zitten met de benen nog buiten de auto. C De patiënt zet eerst het niet-geopereerde linkerbeen in de auto. Als het linkerbeen is geopereerd, moet dat been met de hand worden opgetild door de patiënt zelf of door iemand anders. D De patiënt tilt met zijn hand het geopereerde rechterbeen in de auto. E Iemand anders plaatst het geopereerde rechterbeen in de auto.

van de oefentherapie is sterk afhankelijk van leeftijd en fysieke gesteldheid van de patiënt. Na acht weken, na een controleafspraak in het ziekenhuis, wordt gewoonlijk begonnen met een intensiever oefenprogramma gericht op kracht, mobiliteit, balans en stabiliteit. Voorbeelden van oefeningen zijn te vinden in ▶ bijlage II. Of het beoogde functieherstel voldoende optreedt, is voor een groot deel afhankelijk van de therapietrouw van de patiënt.

Belangrijke instructies voor de recent geopereerde patiënt

De hierna afgebeelde adviezen gaan uit van een luxatierisico naar dorsaal na een operatie waarbij de chirurg het gewricht *posterolateraal* heeft benaderd. Luxatierisico ontstaat dan bij flexie van meer dan negentig graden, endorotatie en adductie. De combinatie is het meest riskant. Deze adviezen gelden tot zeker twee maanden na de operatie. Het verdient aanbeveling ook daarna riskante bewegingen te vermijden.

Als het gewricht tijdens de operatie vanuit ventraal is geopereerd, bestaat het risico dat de kop naar voren luxeert bij eindstandige *exorotatie* in combinatie met extensie of flexie. *De hier afgebeelde adviezen zijn dan niet allemaal van toepassing.*

Literatuur

1. Hauer K, Specht N, Schuler M, Bärtsch P, Oster P. Intensive physical training in geriatric patients after severe falls and hip surgery. Age Ageing. 2002;31:49–57.
2. Sherrington C, Lord SR, Herbert RD. A randomized controlled trial of weight-bearing versus non-weight-bearing exercise for improving physical ability after usual care for hip fracture. Arch Phys Med Rehabil. 2004;85:710–6.
3. Tsauo JY, Leu WS, Chen YT, Yang RS. Effects on function and quality of life of postoperative home-based physical therapy for patients with hip fracture. Arch Phys Med Rehabil. 2005;86:1953–6.
4. Carmeli E, Sheklow SL, Coleman R. A comparative study of organized class-based exercise programs versus individual home-based exercise programs for elderly patients following hip surgery. Disabil Rehabil. 2006;28(16):997–1005.
5. Nederlandse Orthopaedische Vereniging. Richtlijn totale heupprothese; 2010. ▶ http://www.mijnheupprothese.nl/richtlijnheupprothese.
6. Kennedy DM, Stratford PW, Robarts S, Gollish JD. Using outcome measure results to facilitate clinical decisions the first year after total hip arthroplasty. J Orthop Sports Phys Ther. 2011;41(4):232–9.
7. UMC St Radboud Nijmegen. Adviezen na een totale heupvervanging; patiënteninformatie; 2015.
8. Galea MP, Levinger P, Lythgo N, Cimoli C, Weller R, Tully E, McMeeken J, Westh R. A targeted home- and center-based exercise program for people after total hip replacement: a randomized clinical trial. Arch Phys Med Rehabil. 2008;89(8):1442–7.
9. Kishida Y, Sugano N, Sakai T, Nishii T, Haraguchi K, Ohzono K, Yochikawa H. Full weight-bearing after cementless total hip arthroplasty. Int Orthop. 2001;25(1):25–8.
10. Berger RA, Jacobs JJ, Meneghini RM, Della Valle C, Paprosky W, Rosenberg AG. Rapid rehabilitation and recovery with minimally invasive total hip arthroplasty. Clin Orthop Relat Res. 2004;429:239–47.
11. Unver B, Karatosun V, Gunal I, Angin S. Comparison of two different rehabilitation programmes for thrust plate prothesis: a randomized controlled study. Clin Rehabil. 2004;18(1):84–91.
12. Sint Maartenskliniek Nijmegen. Adviezen na totale heupoperatie, 2013 en website-informatie, 2015.

13. Canisius Wilhelmina Ziekenhuis Nijmegen. Fast track herstelprogramma totale heupprothese; 2015.
14. Markmiller M, Weiss T, Kreuz P, Rüter A, Konrad G. Partial weightbearing is not necessary after cementless total hip arthroplasty: a two-year prospective randomized study on 100 patients. Int Orthop. 2011;35(8):1139–43.
15. Hol AM, Grinsven S van, Lucas C, Susante JL van, Loon CJ van. Partial versus unrestricted weight bearing after an uncemented femoral stem in total hip arthroplasty: recommendation of a concise rehabilitation protocol from a systematic review of the literature. Arch Orthop Trauma Surg. 2010;130(4):547–55.
16. UMC St Radboud Nijmegen. Totale heupvervanging; patiënteninformatie; 2014.
17. Suetta C, Magnusson SP, Rosted A, Aagaard P, Jakobsen AK, Larsen LH, Duus B, Kjaer M. Resistance training in the early postopretaive phase reduces hospitalization and leads to muscle hypertrophy in elderly hip surgery patients- a controlled, randomized study. J Am Geriatr Soc. 2004;52:2016–22.
18. Wang AW, Gilbey HJ, Ackland TR. Perioperative Exercise Programs improve early return of ambulatory function after total hip arthroplasty. Am J Phys Med Rehabil. 2002;81(11):801–6.
19. Sint Maartenskliniek Nijmegen. Adviezen voor patiënten na een totale heupoperatie; 2005.
20. Maire J, Dugué B, Faillenet-Maire AF, Smolander J, Tordi N, Parratte B, Grange C, Rouillon JD. Influence of a 6-week arm exercise program on walking ability and health status after hip arthroplasty: a 1-year follow-up pilot study. J Rehabil Res Dev. 2006;43(4):445–50.
21. Jan MH, Hung JY, Lin JCH, Wang SF, Liu TK, Tang PF. Effects of a home program on strenght, walking speed, and function after total hip replacement. Arch Phys Med Rehabil. 2004;85:1943–51.
22. Trudelle-Jackson E, Smith SS. Effects of a late-phase exercise program after total hip arthroplasty: a randomized controlled trial. Arch Phys Med Rehabil. 2004;85:1056–62.

Bijlage II Oefeningen in de postoperatieve revalidatie

Koos van Nugteren

K. van Nugteren, D. Winkel (Red.), *Kunstgewrichten: de heup*,
Orthopedische Casuïstiek, DOI 10.1007/978-90-368-1051-7,
© 2015 Bohn Stafleu van Loghum, onderdeel van Springer Media BV

In de postoperatieve revalidatie besteedt men aandacht aan de volgende zaken:
- Het voorkomen van complicaties (▶ bijlage I).
- Wondgenezing.
- Verhoging van de belastbaarheid van het been.
- Spierkracht.
- Spierlengte.
- Mobiliteit.
- Stabiliteit.
- Coördinatie.
- Functionele training.
- Indien van toepassing sportspecifieke training.

Het verdient aanbeveling om regelmatig te evalueren of bovenstaande punten evenwichtig en in voldoende mate worden getraind. Bijna iedere oefening heeft een gunstige invloed op meer zaken tegelijk. De snelheid van revalidatie varieert enorm en is afhankelijk van conditie en leeftijd van de patiënt en van het type operatie en de soort prothese die is gebruikt.

De volgende oefeningen kunnen worden gebruikt in de postoperatieve revalidatie na implantatie van een totale heupprothese.

De voorbeelden zijn gebaseerd op een operatie van de rechterheup waarbij een *posterolaterale benadering* is toegepast. Bij een meer anterieure chirurgische benadering dient men de combinatie exorotatie en extensie te vermijden (◘ fig. B2.1, B2.2, B2.3, B2.4, B2.5, B2.6 en B2.7).

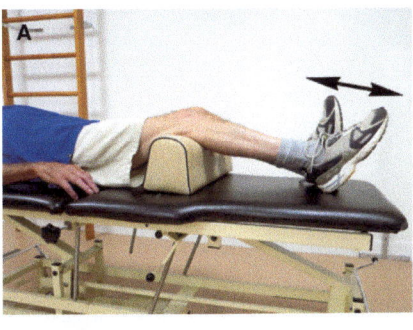
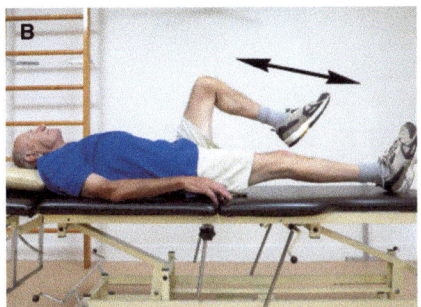
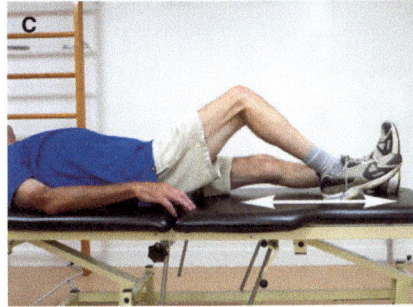
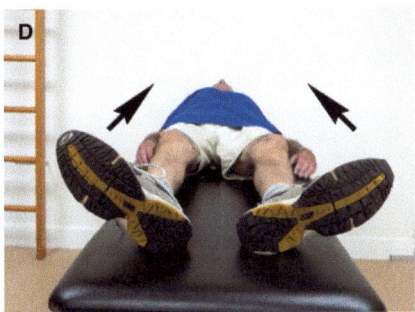
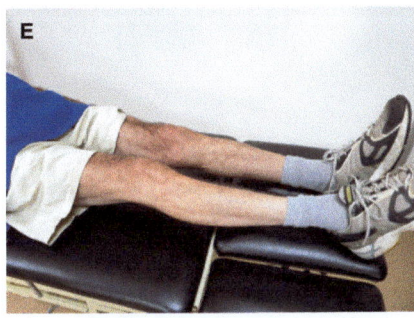
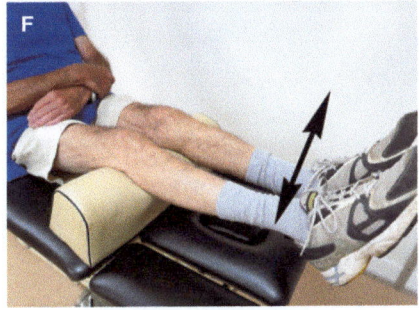

◘ **Figuur B2.1** **A** Direct na de operatie: bewegen met de voeten. **B** Bewegen met het niet aangedane been. **C** Optrekken van de knie in lig met de voeten gesteund op de ondergrond. **D** Naar buiten draaien van de voeten en weer terug. De voeten *niet* naar binnen draaien. Bij een anterieure benadering deze oefening niet toepassen! **E** Spannen van de m. quadriceps met de benen gestrekt. **F** Strekken en buigen van de knieën gesteund op een rol.

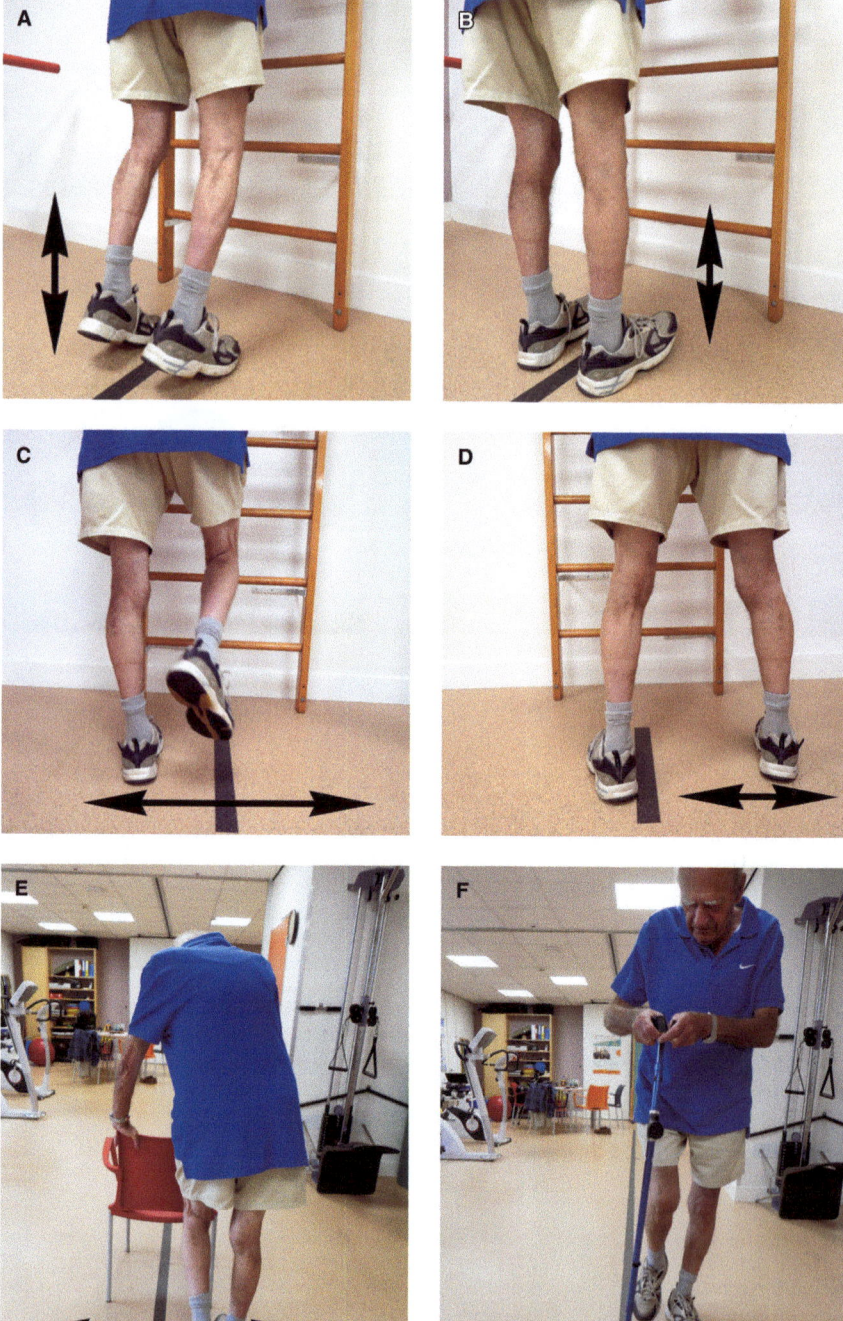

◘ **Figuur B2.2** A Op de tenen gaan staan en weer terug. Eerst meer op links steunen, in een later stadium meer op rechts steunen. B Op de hakken gaan staan en weer terug. C Zijwaartse stapoefeningen over een lijn met steun aan het wandrek. Kan ook voor-achterwaarts. D Kleine uitvalspassen met steun aan het wandrek. Kan ook voor-achterwaarts. E Zijwaartse stapoefeningen over een lijn met steun op de leuning van een stoel. Kan ook voor-achterwaarts. F Zijwaartse stapoefeningen met lichte steun op een kruk.

Bijlage II Oefeningen in de postoperatieve revalidatie

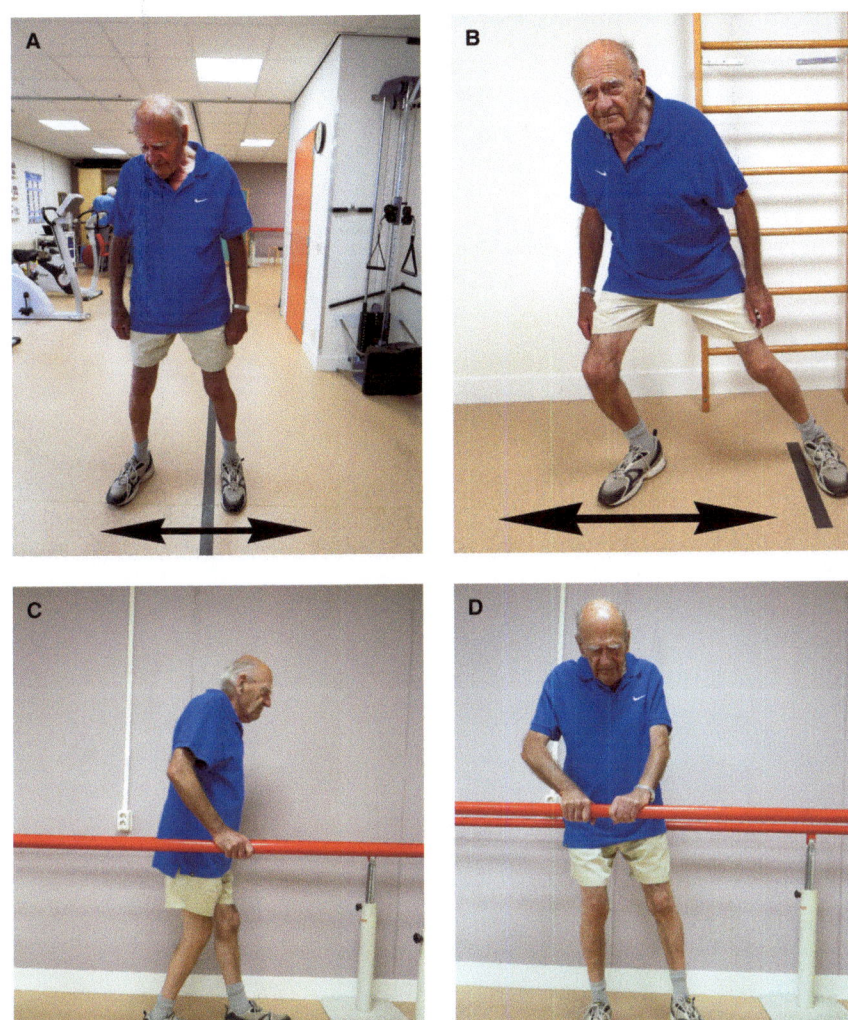

◨ **Figuur B2.3** **A** Vol belaste zijwaartse stapoefeningen over een lijn. **B** Vol belaste zijwaartse uitvalspassen: eerst kleine, later grotere passen. **C** Lopen in een brug met steun. Voorwaarts en later ook achterwaarts. Ten slotte vol belast lopen. Probeer geleidelijk de paslengte te vergroten. **D** Zijwaarts lopen in een brug, met steun, later zonder steun.

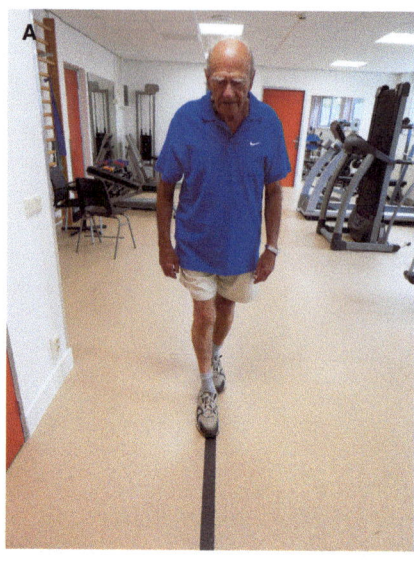
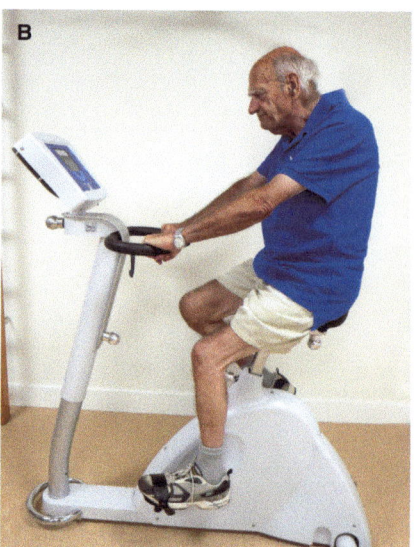
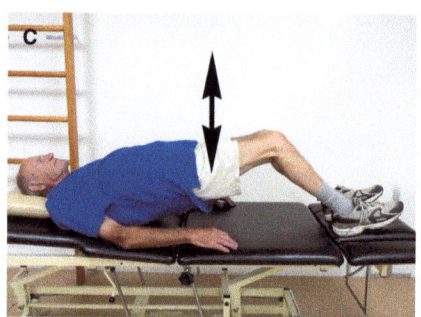
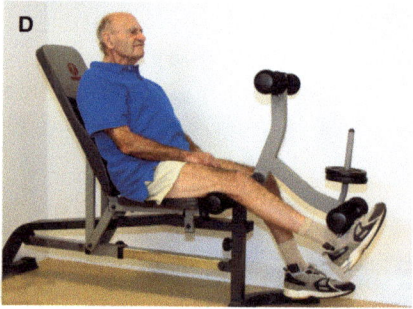

Figuur B2.4 **A** Lopen over een lijn. **b** Fietsen op de hometrainer. **C** Ruglig met de knieën opgetrokken. Het bekken optillen. **D** Quadricepsbank: strekken en buigen van het been.

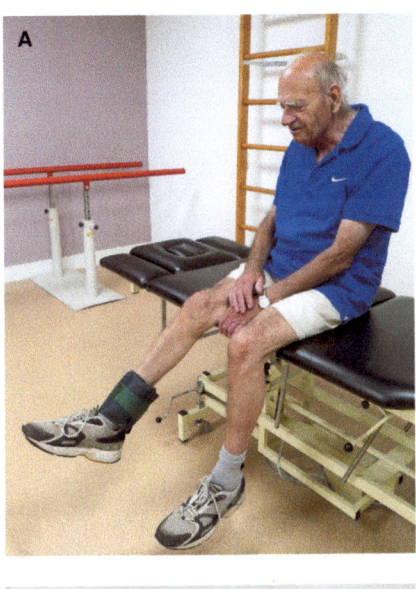
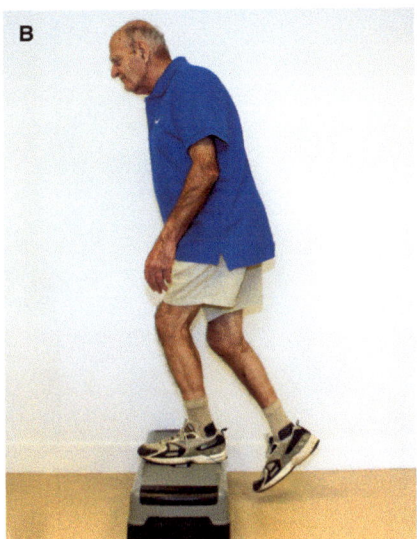
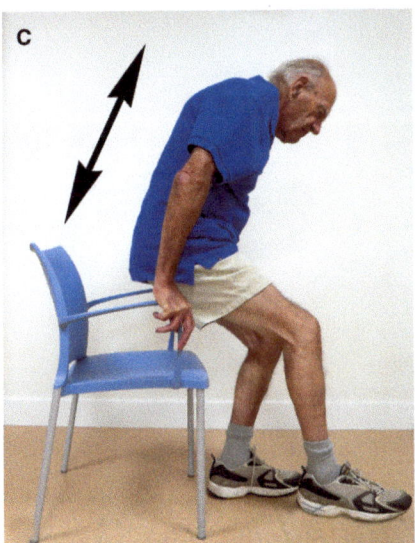
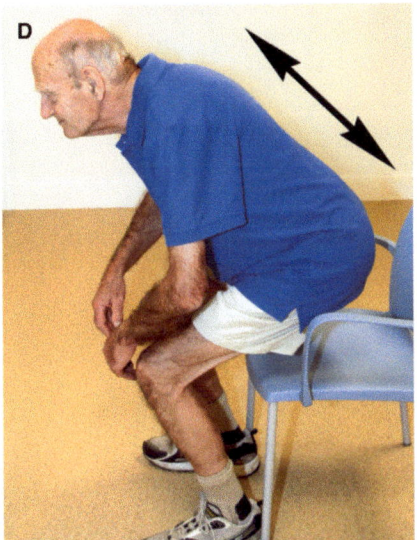

Figuur B2.5 **A** Zit op een hoge stoel of op een tafel en met een zandzak om de enkel het been strekken en buigen. **B** Stapoefeningen met een opstapbank: voorwaarts opstappen, achterwaarts afstappen. Opbouw van een lage opstapbank naar hoger. **C** Opstaan en gaan zitten. De eerste acht weken wordt het geopereerde been verder naar voren geplaatst. **D** Opstaan en gaan zitten in een later stadium.

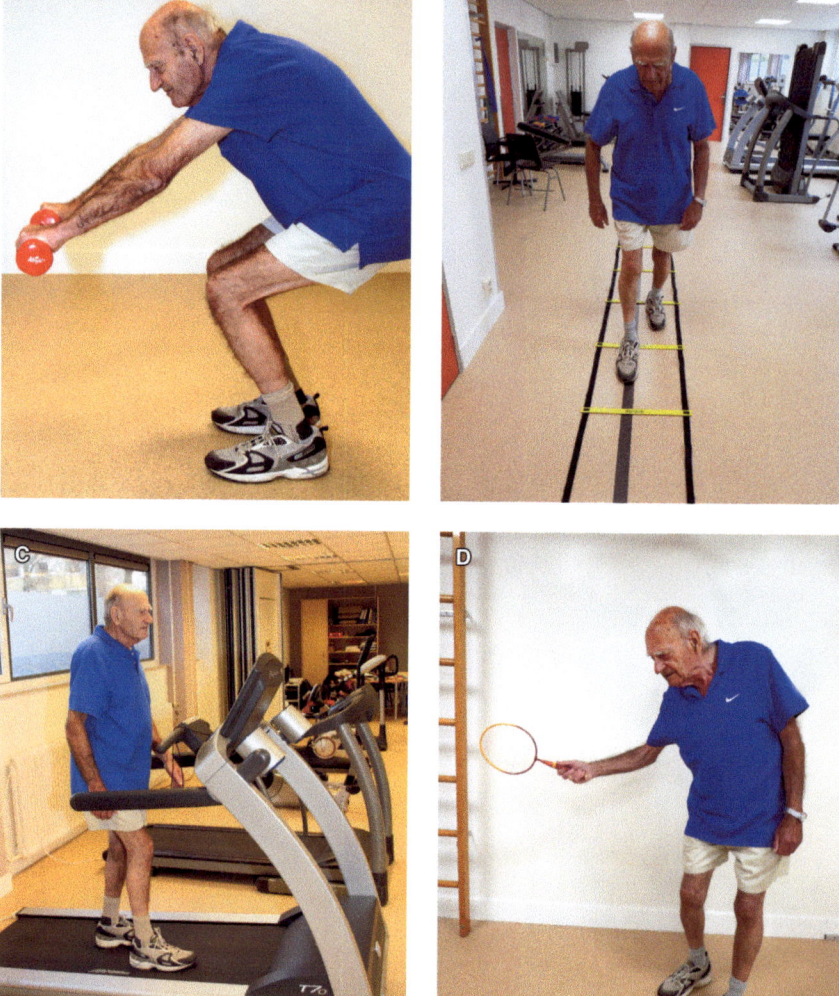

□ **Figuur B2.6** **A** Kniebuigingen (squats) zonder stoel, met dumbells. **B** Loopoefeningen met een speedladder. **C** Lopen op een loopband, eerst vlak, dan bergop. **D** Indien van toepassing: sportspecifieke training.

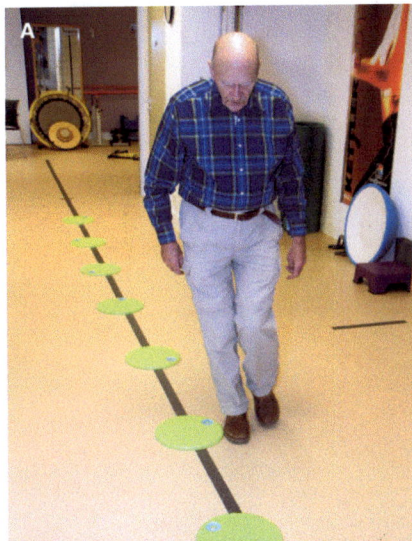 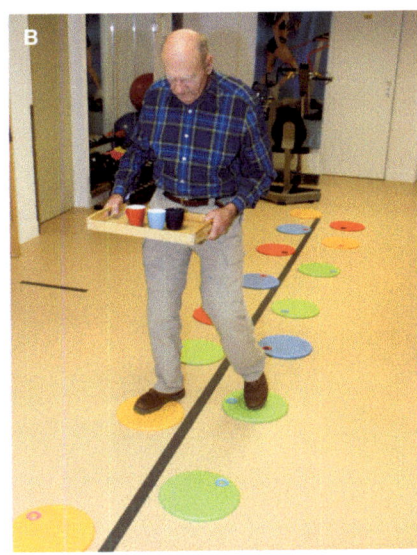

Figuur B2.7 **A** Iets functioneler: zigzaggend lopen om obstakels te vermijden (hier met hulp van stapschijven). **B** Functionele training: lopen over stapschijven met een dienblad in de hand.

Bijlage III Coxartrose: diagnostiek

Koos van Nugteren

K. van Nugteren, D. Winkel (Red.), *Kunstgewrichten: de heup*,
Orthopedische Casuïstiek, DOI 10.1007/978-90-368-1051-7,
© 2015 Bohn Stafleu van Loghum, onderdeel van Springer Media BV

Klinische bevindingen

Bij heupartrose gelden vrijwel altijd de volgende klinische bevindingen:
- De patiënt is ouder dan 60 jaar.
- Klachten bestaan langer dan drie maanden.
- Zitten verergert de pijn *niet*.
- Er is sprake van drukpijn ter plaatse van het ligamentum inguinale.
- Verminderde endorotatie[1].
- Verminderde exorotatie[2] (heupartrose vertoont dus ook dikwijls een niet-capsulair patroon).
- Vermindering in de mobiliteit van de andere bewegingsrichtingen.
- Een verhard eindgevoel bij eindstandige passieve bewegingen.
- Een verandering van het looppatroon: het symptoom van Duchenne is vaak aanwezig (zie kader).

Bij inflammatie (artritis) van het heupgewricht zijn de gebruikelijke symptomen als zwelling, warmte en roodheid vaak niet goed waarneembaar omdat het heupgewricht diep gelegen is onder een dikke laag bindweefsel, spieren en vet.

Looppatroon

Bij inspectie van het looppatroon ontstaat vaak een eerste vermoeden van heupartrose. De volgende loopstoornissen kunnen voorkomen bij patiënten met heupartrose.
- Het symptoom van Duchenne: hierbij maakt de romp een shift in de richting van het aangedane been zodra dat vol wordt belast (fig. B3.1). Hierdoor hoeven de heupabductoren minder aan te spannen. Het symptoom van Duchenne ontstaat onder andere in geval van verzwakte abductoren. Het symptoom ontstaat ook als de patiënt heuppijn heeft bij hoge drukbelastingen. De drukbelasting binnen het gewricht vermindert namelijk aanzienlijk als de heupabductoren minder hoeven te contraheren.
- Het bekken kantelt voorover en de romp beweegt naar voren zodra het aangedane been zich *achter* bevindt (fig. B3.2). Dit komt door een beperkte, vaak pijnlijke extensie van het heupgewricht. Zelfs een lichte extensiebeperking leidt tot dit fenomeen doordat bij iedere stap de eindstand van het aangedane heupgewricht te vroeg wordt bereikt.

Röntgenfoto's

Gewoonlijk is klinisch onderzoek voldoende om de diagnose *heupartrose* te kunnen stellen. Een röntgenfoto wordt alleen gemaakt bij onzekerheid over de diagnose, of wanneer de uitslag van de röntgenfoto consequenties kan hebben voor de te volgen therapie (zoals een operatie).

Een anteroposterieure opname (AP-opname) van het bekken toont het best aan of er sprake is van heupartrose[3]. De bekkenopname toont de *beide* heupgewrichten, waardoor de aangedane heup met de gezonde heup kan worden vergeleken (fig. B3.3).

Bijlage III Coxartrose: diagnostiek

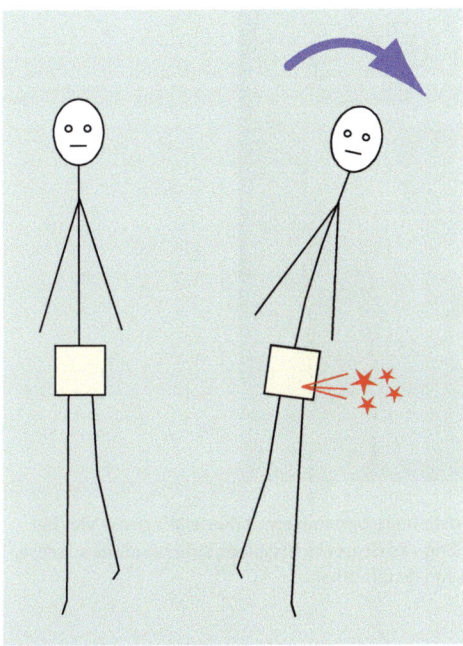

Figuur B3.1 Het symptoom van Duchenne: hierbij maakt de romp een shift in de richting van het aangedane been zodra dat vol wordt belast.

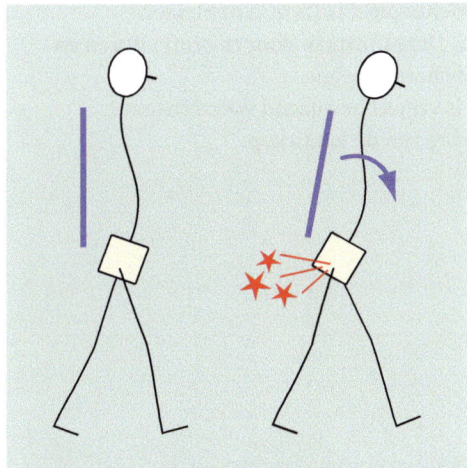

Figuur B3.2 Het bekken kantelt voorover en de romp beweegt naar voren zodra het aangedane been maximaal geëxtendeerd is.

Een röntgenfoto van de heup wordt gewoonlijk in liggende positie gemaakt. Er is in het verleden enige discussie geweest over de voordelen van röntgenfoto's van patiënten in staande positie. Een aantal studies toont echter geen duidelijk verschil tussen beide typen opnamen[4, 5]. Uit praktische overwegingen is het gemakkelijker een röntgenfoto in lig te maken; dit geldt vooral voor geriatrische patiënten.

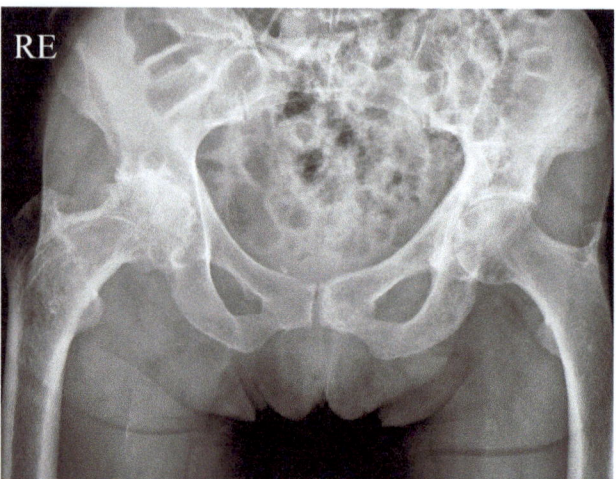

◘ **Figuur B3.3** Deze conventionele anteroposterieure opname toont duidelijk artrose van het rechterheupgewricht. Er is sprake van versmalling van de gewrichtsspleet, subchondrale sclerose, osteofytvorming en verandering van de vorm van de femurkop.

Op röntgenfoto's ziet men, afhankelijk van de ernst van de artrose:
- Versmalling van de gewrichtsspleet en migratie van de femurkop naar craniaal (soms ook naar mediaal); dit wijst op kraakbeenverlies:
  - lichte tot matige artrose: gewrichtsspleet is 1,5–2,5 mm.
  - matige tot ernstige artrose: gewrichtsspleet is 1,5 mm of kleiner.
- Subchondrale sclerose en/of cysten. Deze ontstaan door microfracturen en reactieve callusvorming van het subchondrale bot.
- Osteofytvorming. Deze bevinding is vrijwel bewijzend voor artrose[6].
- In ernstige gevallen; vormverandering van de femurkop.

Literatuur

1. Birrell F, Croft P, Cooper C, Hosie G, Macfarlane G, Silman A; PCR Hip Study Group. Predicting radiographic hip osteoarthritis from range of movement. Rheumatology (Oxford). 2001;40(5):506–12.
2. Bierma-Zeinstra SM, Oster JD, Bernsen RM, Verhaar JA, Ginai AZ, Bohnen AM. Joint space narrowing and relationship with symptoms and signs in adults consulting for hip pain in primary care. J Rheumatol. 2002;29(8):1713–8.
3. Brower AC, Kransdorf MJ. Imaging of hip disorders. Radiol Clin North Am. 1990;28(5):955–74.
4. Auleley GR, Rousselin B, Ayral X, Edouard-Noel R, Dougados M, Ravaud P. Osteoarthritis of the hip: agreement between joint space width measurements on standing and supine conventional radiographs. Ann Rheum Dis. 1998;57(9):519–23.
5. Fuchs-Winkelmann S, Peterlein CD, Tibesku CO, Weinstein SL. Comparison of pelvic radiographs in weightbearing and supine positions. Clin Orthop Relat Res. 2008;466(4):809–12.
6. Gupta KB, Duryea J, Weissman BN. Radiographic evaluation of osteoarthritis. Radiol Clin North Am. 2004;42(1):11–41.

Eerder verschenen delen uit de serie 'Orthopedische Casuïstiek':
- De kwetsbaarheid van het jeugdige skelet: onderste extremiteit
- Onderzoek en behandeling van lage rugklachten
- Onderzoek en behandeling van peesaandoeningen: tendinose
- Onderzoek en behandeling van de hand: het polsgewricht
- Onderzoek en behandeling van de schouder
- Onderzoek en behandeling van de heup
- Onderzoek en behandeling van spieraandoeningen en kuitpijn
- Onderzoek en behandeling van de knie
- Onderzoek en behandeling van artrose en artritis
- Valkuilen in de orthopedische diagnostiek
- Onderzoek en behandeling van de voet
- Onderzoek en behandeling van middenhand en vingers
- Onderzoek en behandeling van anterieure kniepijn
- Onderzoek en behandeling van elleboog en onderarm
- Onderzoek en behandeling van de nek
- Onderzoek en behandeling van het bewegingsapparaat bij ouderen
- Onderzoek en behandeling van sportblessures van de onderste extremiteit
- Onderzoek en behandeling van het bekken
- Onderzoek en behandeling van de thorax
- Onderzoek en behandeling van sportblessures van de schouder
- Onderzoek en behandeling van sportblessures van arm en hand
- Onderzoek en behandeling van zenuwcompressie

Nadere informatie over 'Orthopedische Casuïstiek' is te vinden op de website van:
- de uitgever: ▶ www.bsl.nl
- de redactie van *Orthopedische Casuïstiek*: ▶ www.orthopedischecasuistiek.nl

Register

K. van Nugteren, D. Winkel (Red.), *Kunstgewrichten: de heup*,
Orthopedische Casuïstiek, DOI 10.1007/978-90-368-1051-7,
© 2015 Bohn Stafleu van Loghum, onderdeel van Springer Media BV

A

anesthesie 28
anterieure benadering 32, 94
anterolaterale benadering 31, 94
antibioticakraal 76
artrose 8

B

beenlengteverschil 33
bekken-beengips 87
benadering 94
benigne paroxismale positieduizeligheid 80
Birmingham hip resurfacing 5
botcement met antibiotica 77
BPPD 80
bursitis trochanterica 59

C

cam-heup 10, 11
cardiorespiratoire conditie 97
complicatie 33, 69, 92
contactsport 47
coxartrose 20, 117
crosslinked polyethyleen (XLPE) 26
cuploslating 63
cuprevisie 70
cyste 120

D

diep veneuze trombose 33
direct laterale benadering 30
driepuntsgang 92

E

echografie 60
endoprothese 2
epidurale anesthesie 28

F

FAI 10
femoroacetabulair impingement 10

fibroblast 66
FLT 60
fractuur 33
fragiliteit 80
frailty 80
functionele looptraining 60

G

gecementeerd 26
gentakraal 70
girdlestoneprocedure 70

H

hematogene besmetting 76
hemi-resurfacing 5
heterotope ossificatie 61
heupartrose 21, 118
heupoperatie 24
high density polyethyleen 2
high molecular weight polyethylene 7
HMWPE 7
hybride prothese 26
hydroxyapatiet 7

I

infectie 33, 75

K

kanaalstenose 20
keramische prothese 8
klinische bevinding 118
kopdiameter 86
kruk 92
krukkentraining 92
kunstgewricht 2

L

late infectie 76
laterale benadering 94
liespijn 33
litteken 33
looppatroon 39

loslating 33, 51
lumbale stenose 20
luxatie 33, 70, 71, 86
luxatierisico 86, 94, 104

M

macrofaag 66
marcanisatie 21
McKee, G.K. 2
McMinn-prothese 5
metaal-op-polyethyleenprothese 5
mini-incisie 33
minimaal invasieve chirurgie 32

N

narcose 28
Nederlandse Orthopaedische Vereniging 6, 42
NOV 6, 42

O

omgekeerd hybride 26
ongecementeerd 26
orthese 80, 87
orthostatische hypotensie 80
ossificatie 61
osteoclast 66
osteofytvorming 120
osteolyse 5, 66, 68
overgewicht 92

P

PAO 61
periarticulaire ossificatie 61
pincer-heup 11
polyethyleen 66
polyethyleen (PE) 3, 26
polyethyleenslijtage 46, 68
posterolaterale benadering 28, 94
postoperatieve complicatie 33
postoperatieve revalidatie 89, 91
preoperatieve fysiotherapie 92

R

resurfacing 5, 26, 42
resurfacing endoprothese 6
revisieoperatie 53, 95
Richtlijn totale heupprothese 86

S

schroefbreuk 63
snelle revalidatie 94
spacer 76
spinale anesthesie 28
spinale claudicatio 19
sporten 45
sportheup 47
standaardincisie 33
stress-shielding 7
subchondrale sclerose 120
symptoom van Duchenne 39, 118

T

teflon 2
totale heupoperatie 24
totale heupprothese 2
transtrochantaire benadering 32
trochanter major-pijnsyndroom 59

U

UHMWPE 7
ultra high molecular weight polyethylene 7

V

vroege infectie 76

W

wear debris 6
wear disease 65
Wiles, P. 2

Z

zesminutenwandeltest 99

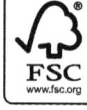

If you have any concerns about our products,
you can contact us on
ProductSafety@springernature.com

In case Publisher is established outside the EU,
the EU authorized representative is:
**Springer Nature Customer Service Center GmbH
Europaplatz 3, 69115 Heidelberg, Germany**

Printed by Libri Plureos GmbH
in Hamburg, Germany